临床膏方集

张文风　苏　鑫　王喜臣◎主编

吉林科学技术出版社

图书在版编目（CIP）数据

临床膏方集 / 张文风，苏鑫，王喜臣主编. -- 长春:吉林科学技术出版社，2018.10
ISBN 978-7-5578-5134-7

Ⅰ. ①临… Ⅱ. ①张… ②苏… ③王… Ⅲ. ①膏剂－方书－中国 Ⅳ. ①R289.6

中国版本图书馆CIP数据核字(2018)第223640号

临床膏方集

主　　编　张文风　苏　鑫　王喜臣
出 版 人　李　梁
责任编辑　隋云平　端金香　郭劲松
封面设计　长春美印图文设计有限公司
制　　版　长春美印图文设计有限公司
幅面尺寸　146mm×210mm　1/32
字　　数　224千字
印　　张　10.5
版　　次　2018年10月第1版
印　　次　2019年9月第2次印刷

出　　版　吉林科学技术出版社
发　　行　吉林科学技术出版社
地　　址　长春市净月区福祉大路5788号
邮　　编　130018
编辑部电话　0431-81629517
网　　址　www.jlstp.net
印　　刷　长春新华印刷集团有限公司

书　　号　ISBN 978-7-5578-5134-7
定　　价　45.00元

编委会

膏方使生活更美好

膏方，始于汉唐，盛于明清。膏方是中药复方的一种常用剂型，也是养生祛病的一种有效方式，体现了中医"治未病"的健康理念。

膏方，具有独特的优势和特点。

首先，区别于其他的中药复方剂型，是以膏滋的方式存在，改变了中药汤剂的不适口感和服用不便等缺点。

二是膏方药效柔和而持续，四季皆可应用。春可通养肝气，夏可清心泻火，秋可润肺止燥，冬可补肾填精，从而达到最佳的养护目的和效果。

三是膏方既能保健又能祛病，是"亦补亦治，养治结合"的最佳方式，适用的人群非常广泛。包括使用膏方增强体质，延年益寿的人群；体质虚弱和亚健康的人群；需要长期服药的慢性病患者；大病初愈、术后及创伤康复的人群。

对于历代经典古籍中膏方的文献整理、挖掘和传承，古为今用，对健康及养生祛病具有重要意义，由此，我们编写了《临床膏方集》。

　　《临床膏方集》纳入自晋、唐、宋、金元到明清代等共22部著作，整理其中有关养生和防病治病的膏方共计846首，并按照系统性疾病进行分类总结，整理出内科、外科、妇科、儿科、伤科等7部分191类疾病，对每类疾病所纳入膏方按照主治、组成、用法用量、出处进行整理总结，部分疑难膏方标有注释。本书阐发内容翔实、实用性强，可谓是最齐全的历代古籍文献中膏方的参考书，对临床医师使用膏方具有指导和借鉴意义。

　　本书的完成，感谢各位同道的不懈努力；感谢编写过程中给予答疑解惑的各位专家学者；感谢出版社的人员协助校稿和安排出版事务。

　　膏方使生活更美好！

编者

序

    中医药学蕴藏着丰富的治未病思想，总结了大量的养生保健和预防疾病的方法及手段，具有鲜明的特色和显著的优势，几千年来一直指导中医的发展，为中华民族繁衍昌盛做出了不可磨灭的贡献。随着国家强盛，社会安定，人民生活水平日益提高，人们对疾病的防治效果和生活质量的要求也日益增高，中医药学在当今的九州大地受到普世的器重和欢迎，而在中医药理论指导下形成的膏方是中医药宝库中的瑰宝，彰显着华夏文化的特色和优势，为世人所赞颂。膏方应用的热潮正在逐渐风靡大江南北。

    膏方者，膏为剂型，方为方略，理法方药之概称也，又称煎膏、膏滋，是中医五大传统剂型之一，是根据整体观念、辨证论治思想，研究滋补强身、抗衰延年、救偏祛病的中药方剂，是改善体质和"治未病"的重要方法。膏方集中了药物的精华，量少而纯，不含纤维素及杂质，服用起来不损伤胃气，便于消化吸收，药效温和持久，对于平素胃肠功能不佳、体弱多病及亚健康人群尤为适宜。同时膏方服用方便，每次一汤匙服下或开水冲服，减少汤剂每天煎煮的麻烦。而且，膏方含适量糖分或代糖，口感好，无汤药味苦难服之忧。

"膏方为调补之上品，不仅养生，更能治病。"自古以来膏方被广泛地应用于祛除病邪，消除疾病。膏方的制定，遵循辨证论治法度，具备理、法、方、药之程序。一人一方一膏。因膏方使用时间长，医者必须深思熟虑，随病加减，量体施方，立法力求平稳，不可偏差。

《临床膏方集》一书以现代医学对疾病的分类为纲目，全面、系统、清晰地整理总结了古代医籍中膏方应用的相关知识，包括内、外、妇、儿、伤科等7部分。本书的出版为弘扬中医、传承中医、发展膏方，做出了贡献。

故乐之为序。

吉林省中医科学院国家名中医　王某

前　言

中医药是打开中华文明宝库的钥匙，其在中华民族长期的繁衍生息中发挥了不可估量的作用。近年来，随着社会经济发展，以及国家对于中医药的大力支持，社会上掀起了一股中医热。膏方作为一种传统的中药剂型，有着其广泛的适应证和实际的使用价值，值得总结、整理，并开发利用。

《临床膏方集》是在吉林省中医药管理局的大力支持下，组织数位中医药方面的专家，历经2年，数易其稿，撰写而成。本书详细列出了每个膏方在古医籍中的出处，主治病症、组成、用法等，本书对于古代医籍中膏方的总结、分类具有实际意义，希望本书的出版能为古医籍的整理贡献绵薄之力。

本书对历代古籍中膏方临床应用进行了分类整理，对中医临床工作者和养生专家都有很大的参考价值，同时也是普通读者的科普读物，对广大群众了解膏方提供了有益帮助。本书之出版希冀能为各位同仁提供参考，以期发展膏方传统、惠泽病家。

本书在编写过程中借鉴了大量资料，在此向有关作者表示衷心的感谢。由于参与本书编写的人员均负有教学和科研任务，加上编写时间仓促，故书中难免有错误及不足之处，敬请使用本书的广大读者批评指正。

编　者

2018年10月

目　录

第一部分 内 科

一、肺系疾病

1. 急慢性支气管炎（咳嗽）

天门冬煎

【主治】咳嗽。

【组成】天门冬六两[1]，去心　杏仁三升[2]，去双仁皮尖，碎　椒三升，熬，冷汗出　桂心　厚朴炙　杜仲　苦参各三两　附子六两，炮①　干姜六两　乌头二枚，炮　人参六两　蜈蚣一枚，去头足，炙②

【用法】上十二味，别捣杏仁，其余者合捣下筛③，以五斤[2]胶饴④和，捣千杵。服如大枣一枚，日三。忌冷水、猪肉、生葱、鲤鱼。

【注释】

①炮：指一种炮制法。将药物置火上，焦黄爆裂为度。

②炙：中药炮制法之一，指将药材与辅料同炒，增强或转变药物的某些性能。

③筛：药物破碎后过筛子的步骤，即过滤分离。

④胶饴：中药名，又称饴糖，性味甘、温。归脾、胃、肺经。

——唐·王焘《外台秘要》

---

[1]　方中的 1 两相当于现在的 30 克。

[2]　方中的 1 斤相当于现在的 480 克。

款冬花煎

【主治】新久咳嗽。

【组成】款冬花　干姜为末　芫花根熟熬，为末，各二两　五味子　紫菀各三两

【用法】上五味，先以水一斗[1]，煮三味，取三升半，去滓①，内②芫花、干姜末，加白蜜三升，合投汤中，令调于铜器中，微火煎，令如饴，可一升半。服枣核大含之，日三服。曾数月甚良。忌蒜、面、腥腻。

【注释】

①滓：渣子，沉淀物。

②内：同"纳"。

——唐·王焘《外台秘要》

贝母煎

【主治】暴热咳嗽。

【组成】贝母三两　紫菀　五味子　百部根　杏仁去皮尖两仁者，研　甘草炙，各二两

【用法】上六味，切，以水五升，煮取二升，去滓，和地黄汁三升、生麦门冬汁一升、白蜜五合[2]、好酥①二合、生姜汁一合。又先取地黄、麦门冬及汤汁，和煎减半，内酥、姜汁，搅不得停手，又减半，内蜜，煎如稠糖，煎成。取如枣大含咽之，日三，夜再服。

【注释】

①酥：为牛乳或羊乳经提炼而成的酥油。

---

[1]　方中的1斗相当于现在的6000克。

[2]　方中的1合相当于现在的20毫升。

——唐·王焘《外台秘要》

芫花煎

【主治】冷饮咳嗽。

【组成】芫花二两　干姜二两　白蜜二升

【用法】上三味，捣筛二味，内蜜中搅令相和，微火煎令如糜。服如枣核一枚，日三夜一。

——唐·王焘《外台秘要》

杏仁煎

【主治】忽暴咳，失声语不出。

【组成】杏仁一升，去皮尖两仁者，熬　通草四两　紫菀　五味子各三两　贝母四两　桑白皮五两　蜜一升　沙糖一升　生姜汁一升

【用法】上九味，切①，以水九升，煮五味，取三升，去滓，内杏仁脂、姜汁、蜜、糖和搅，微火上煎取四升。初服三合，日再夜一，稍稍加之。忌蒜、面、炙②肉等。

【注释】

①切：将药材制成切片。

②炙：烤。

——唐·王焘《外台秘要》

通声膏

【主治】忽暴咳，失声语不出。

【组成】五味子　款冬花　通草各三两　人参二两　杏仁一升，去尖皮两仁者，熬　桂心　细辛　青竹皮　菖蒲　酪酥①各二两　枣膏三升　白蜜一升　姜汁一升

【用法】上十三味，细切，以水五升，微火煎三上三下，去滓，内姜汁、枣膏，煎令调和，酒服如枣二枚。忌生菜、生葱、

羊肉、饧②。

【注释】

①酪酥：由牛羊马等的乳精制成的食品。

②饧（xíng）：糖稀。

——唐·王焘《外台秘要》

杏仁煎

【主治】气嗽。

【组成】好杏仁一升，去皮尖两仁者，酥熬　糖一合　蜜五合　酥一合　生姜汁一合　贝母八合，别筛末　苏子汁一升，以七小合苏子研，水和滤取汁

【用法】上七味，先捣杏仁如泥，内后六味药，合煎如稠糖。取如枣大含咽之，日三。但嗽发，细细含之。忌猪肉。

——唐·王焘《外台秘要》

杏仁煎

【主治】气嗽。

【组成】杏仁一升，去皮尖两仁者，研，滤取汁　酥三合　白蜜三合

【用法】上三味，以水三升，研滤杏仁，令味尽，内铜铛中，煎可减半，内酥、蜜煎二十沸，内贝母末四分[1]、紫菀末三分、炙甘草末一分，更煎搅如稀糖，一服一匙，日三夜一服，以咳嗽止为度。忌蒜、猪肉。

——唐·王焘《外台秘要》

芫花煎

【主治】积年久咳。

【组成】芫花二两　干姜三两，末之

【用法】上二味，以水五升煮芫花，取三升，去滓，内姜

_____

[1]] 方中的1分相当于现在的0.3克。

末，加蜜一升合煎之如糜。一服如半枣，日三。不知，加之。一方不用干姜，取芫花汁，蜜和煎令可丸，服如梧子①三丸，日三。

【注释】

①梧子：梧桐子大，三钱[1]，约标准9克。

——唐·王焘《外台秘要》

杏仁煎

【主治】诸咳，心中逆气①，气欲绝。

【组成】杏仁四两，去尖皮，末　猪膏二斤　白蜜二升　生姜汁三升

【用法】上四味，著②铜器中，与微火上先煎姜汁，次内蜜膏，令如饧，置器著地，乃内杏仁末，复令得一沸，煎成。服如枣大一丸含之，日三，不知稍稍增之。

【注释】

①逆气：冲逆之气。

②著：同"贮"。

——唐·王焘《外台秘要》

杏仁煎

【主治】咳逆上气①。

【组成】杏仁一升　石斛　干姜各四两　桂心　甘草炙　麻黄去节，各五两　五味子　款冬花　紫菀各三两

【用法】上九味，捣八味，下筛，以水一斗，先煮麻黄取八升，去滓，内药末、胶饴半斤、蜜一升，搅令相得。未食服如枣大一枚，日三。忌生葱、海藻、菘菜等。

【注释】

①咳逆上气：咳喘，咳嗽上气，咳而上气。指咳嗽气逆而喘

_____

[1]　方中的1钱相当于现在的3克。

的证候。

——唐·王焘《外台秘要》

天门冬煎

【主治】主定肺气，去风热，明目，止嗽喘粗血腥，乳石发冷而补之方。通按：天冬性冷而能补，病虚热者宜服。

【组成】天门冬汁一升　生地黄汁二升　生姜汁二合　杏仁五合，去皮尖，研如膏　白蜜八合　牛酥五合　款冬花　升麻　百部根　紫菀　麻黄去节，各二两　甘草四两，炙

【用法】上十二味，切，以水八升煮麻黄，去沫，下诸药煎，取二升，去滓澄滤，铜器中微火煎去半，下天门冬等汁，次第下之，炼成煎。取一匙含咽之，日三五度取瘥①。忌如常法。

【注释】

①瘥：病愈。

——唐·王焘《外台秘要》

地黄煎

【主治】肺气咳嗽，补心肺，令髭发①不白方。

【组成】生地黄汁二升　麦门冬汁五升　生姜汁五合　紫菀三两　贝母　款冬花　甘草炙，各三两

【用法】上七味，切，以水七升，煮取三大升，去滓，却入锅中，下地黄汁、麦门冬、姜汁等三十沸，下蜜一升，煎如饧成矣。盛不津器②中冷，含如枣许，增加量之。一方有人参三两。

【注释】

①髭发：须发。

②不津器：不漏水的容器。

——唐·王焘《外台秘要》

射干煎

【主治】咳嗽上气①。

【组成】生射干 款冬花各二两 紫菀 细辛 桑白皮 附子 甘草各二分 饴糖五两 生姜汁一升（一云干姜五两） 白蜜一升 竹沥一升

【用法】上十一味，以射干先内白蜜并竹沥中，煎五六沸去之，㕮咀六物，以水一升合浸一宿，煎之，七上七下，去滓，乃合饴姜汁煎如铺。服如酸枣一丸，日三，剧者夜二。不知加之，以知为度。

【注释】

①上气：指气逆上壅的症候。多由外感六淫，痰气凝结，肺道壅塞所致。

——唐·孙思邈《备急千金要方》

杏仁煎

【主治】冷嗽上气，鼻中不利。

【组成】杏仁五合 五味子 款冬花各三合 紫菀二两 甘草四两 干姜二两 桂心二两 麻黄一斤

【用法】上八味，以水一斗煮麻黄，取四升，治末诸药，又内胶饴半斤，白蜜一斤，合内汁中，搅令相得，煎如饴。先食服如半枣，日三服。不知加之，以知为度。

——唐·孙思邈《备急千金要方》

苏子煎

【主治】上气咳嗽。

【组成】苏子 白蜜 生姜汁 地黄汁 杏仁各二升

【用法】上五味，捣苏子，以地黄汁姜汁浇之，以绢绞取汁①，更捣，以汁浇，又绞令味尽，去滓，熬杏仁令黄黑，治如脂，又以向汁浇之，绢绞，往来六七度，令味尽，去滓，内蜜合和，置铜器中，于汤上煎之令如饴。一服方寸匕，日三夜一。

【注释】

①绢绞取汁：用手绢拧绞榨汁。

——唐·孙思邈《备急千金要方》

杏仁煎

【主治】忽暴嗽失声，语不出。

【组成】杏仁 蜜 砂糖 姜汁各一升 桑根白皮五两 通草 贝母各四两 紫菀 五味子各三两

【用法】上九味，㕮咀，以水九升煮取三升，去滓，内杏仁脂、姜汁、蜜、糖和搅，微火煎取四升。初服三合，日再夜一，稍稍加之。

——唐·孙思邈《备急千金要方》

芫花煎

【主治】新久嗽方。

【组成】芫花 干姜各二两 白蜜一升

【用法】上三味末之，内蜜中令相和，微火煎令如糜。一服如枣核一枚，日三夜一，以知为度，欲利①者多服。

【注释】

①利：通"痢"，中医学病名，古称"滞下"。

——唐·孙思邈《备急千金要方》

款冬煎

【主治】治新久嗽。

【组成】款冬花 干姜 紫菀各三两 五味子二两 芫花一两，熬令赤

【用法】上五味，㕮咀，先以水一斗煮三味，取三升半，去滓，内芫花、干姜末、加蜜三升，合投汤中令调，于铜器中微火

煎令如糖。一服半枣许，日三。

——唐·孙思邈《备急千金要方》

紫菀膏

【主治】痰喘。

【组成】枇杷叶　木通　款冬花　紫菀　杏仁　桑白皮_{各等分}　大黄_{减半}

【用法】上如常制为末，蜜丸樱桃大。食后、夜卧噙化^①。

【注释】

①噙化：系服药法之一。即将药物含在口内溶化的服药方法。

——金元·危亦林《世医得效方》

杏仁煎

【主治】咳嗽失声^①不出。

【组成】杏仁_{去皮尖，研，三两}　生姜汁　蜜　沙糖_{各一两半}　桑白皮　木通　贝母_{各一两一分}　紫菀　五味子_{各一两}

【用法】上锉散，用水三升，煎至半升，入杏仁、沙糖、蜜、姜汁再煎成稀膏。每服挑一匙头含化。更加知母、款冬花各一两，效。

【注释】

①失声：因病引起的嗓音低弱暗哑。

——金元·危亦林《世医得效方》

杏仁膏

【主治】咳嗽喘急，喉中似有物，唾^①血不止。

【组成】杏仁_{二两，汤浸，去皮、尖、双仁，炒微黄，研如膏}　酥_{三两}　阿胶_{二两，捣碎，炒黄为末}　白蜜_{五合}　生姜汁_{一合}　紫苏子_{二两，微炒，研如膏}

【用法】上药相和，于银锅内以慢火熬成膏。每服一匙，不拘时，以温粥饮调下，日四五服。

【注释】

①唾：从嘴里吐出来。

——明·董宿原《奇效良方》

润脾膏

【主治】劳证久嗽，肺燥，肺痿，时常服。

【组成】羊肺一具 杏仁 柿霜① 真酥 真粉各一两 白蜜二两

【用法】上先将羊肺洗净，次将杏仁膏、柿霜等白蜜水解薄，打搅五味稀稠得所，灌入肺中，白水煮熟，如常服之。

【注释】

①柿霜：柿饼晒干后，表面渗出的白霜。味甜，可入药，治喉痛、咳嗽等。

——明·孙一奎《赤水玄珠》

杏仁煎

【主治】嗽失声不出。

【组成】杏仁三两 生姜汁 蜜糖各一两 木通 桑皮 贝母各一两一分 紫菀 五味子各一两

【用法】一方加知母一两，款冬花一两，水三升，煎半升，去渣，入杏仁、蜜糖、姜汁，再熬成稀膏。食后临卧，每服一匙，含化。一方有石菖蒲。

——明·孙一奎《赤水玄珠》

杏仁膏

【主治】咳嗽喘急，喉中枯燥如物塞，兼唾血不止。

【组成】杏仁二两，去皮尖，炒研如膏 真酥三两 阿胶二两，研炒为

末 生姜汁一合 白蜜五合 苏子二两，微炒研膏

【用法】上和匀，银锅内慢火熬成膏。每服一匙，不拘时，米饮①调下。

【注释】

①米饮：米汤。

——明·张景岳《景岳全书》

百花膏

【主治】咳嗽不已，或痰中有血。

【组成】百合蒸，焙干 款冬花等分

【用法】上为细末，炼蜜丸，龙眼①大。临卧细嚼一丸，姜汤下。

【注释】

①龙眼：桂圆。

——明·张景岳《景岳全书》

流金膏

【主治】一切火痰咳逆①等证。

【组成】白石膏微煅研细 大黄锦纹②者，捶碎，酒浸半日，蒸晒九次，各二两 黄芩酒洗 桔红各两半 连翘 川芎 桔梗 贝母各一两 胆星 苏州薄荷 香附各五钱

【用法】上为极细末，炼蜜丸，弹子大。午后临卧细嚼一丸。忌酒面诸湿热物。

【注释】

①咳逆：咳嗽病的一种。因气逆而作咳。

②锦纹：四川产的，锦纹大黄可见类白色网状纹理。

——明·张景岳《景岳全书》

银杏膏

【主治】论久年咳嗽吐痰。

【组成】陈细茶四两，略焙，为细末　白果肉四两，一半去白膜，一半去红膜，擂烂　核桃肉四两，擂　家蜜半斤

【用法】上药，入锅内，炼成膏。不拘时服。

——明·龚廷贤《寿世保元》

清金膏

【主治】论久嗽痰喘，百药不效，并年久不瘥①者。或能饮酒人久嗽，尤效。

【组成】天门冬去心，八两　麦门冬去心，四两　贝母四两　杏仁去皮，四两　半夏姜制，四两

【用法】上五味，切片，水熬，去渣，取汁五碗，入白粉葛末②四两，蜜一斤，共煎汁，入坛内，重汤煮一日，成膏取出。每日无时频频服之。

【注释】

①瘥：病愈。

②白粉葛末：葛根磨成的粉。

——明·龚廷贤《寿世保元》

辛字润肺膏

【主治】久咳肺燥、肺痿①。

【组成】羊肺一具　杏仁净研　柿霜　真酥　真粉各一两　白蜜②二两

【用法】先将羊肺洗净，次将五味入水搅粘，灌入肺中，白水煮熟，如常食之。

【注释】

①肺痿：肺叶枯萎所致的病症。

②白蜜：多数指结晶后的洋槐花蜂蜜。

——清·费伯雄《食鉴本草》

四汁膏

【主治】咳嗽。

【组成】雪梨 甘蔗 泥藕 薄荷

【用法】用雪梨、甘蔗、泥藕、薄荷各等分捣汁，入瓦锅慢火熬膏频服。

——清·费伯雄《食鉴本草》

梨膏

【主治】干咳。

【组成】黄香大梨 白洋糖 饴糖①

【用法】用好黄香大梨捣汁，入上白洋糖饴糖熬膏，随时挑服，痰多者加川贝母末。

【注释】

①饴糖：以高粱、米、大麦、粟、玉米等淀粉质的粮食为原料，经发酵糖化制成的食品。

——清·费伯雄《食鉴本草》

琼玉膏

【主治】干咳。（有声无痰，谓之干咳，缘肺肾津枯所致。若火郁其痰而干咳者，当用升发之药，如逍遥散之类，随用滋阴之剂收功。）

【组成】地黄四斤 茯苓十二两 人参六两 白蜜二斤

【用法】先将地黄熬汁去渣，入蜜炼稠，再将参、苓末和入，瓷罐封。水煮半日，白汤①化服。《臞仙》加琥珀、沉香各五钱。地黄滋阴生水，水能制火；白蜜甘凉性润，润能去燥；气为水母，土为金母，故用参、苓补土生金，盖人参益肺气而泻火，茯苓清肺热而生津也。

【注释】

①白汤：即白开水。

——清·吴仪洛《成方切用》

琼玉膏

【主治】虚劳①干咳。

【组成】生地黄四斤　白茯苓十三两　白蜜二斤　人参六两

【用法】上以地黄汁同蜜熬沸，用绢滤过，将参、茯为细末，入前汁和匀，以磁瓶用绵纸十数层，加箬叶封瓶口，入砂锅内，以长流水没瓶颈，桑柴火煮，三昼夜取出，换纸扎口，以蜡封固，悬井中，一日取起，仍煮半日，汤调服。

【注释】

①虚劳：正气损伤所致的虚弱症或具传染性表现为虚弱证候的疾病。

——清·吴谦等《医宗金鉴》

琼玉膏

【主治】干咳嗽。

【组成】地黄四斤　茯苓十二两　人参六两　白蜜二斤

【用法】先将地黄熬汁去渣，入蜜炼稠，再将参、苓为末，和入瓷罐封，水煮半日，白汤化服。《臞仙》加琥珀、沉香各五钱，自云奇妙。（琥珀以降肺宁心，沉香以升降诸气）

——清·汪昂《医方集解》

枇杷膏

【主治】专治劳伤虚损，吐血咳嗽，发烧，身体瘦弱，四肢酸软，精血疲倦，腰背疼痛，饮食不进，以及一切不足弱症，服之屡效，咳嗽尤应验如神。

【组成】枇杷叶_{新鲜者更佳，洗净毛，五十六片} 大梨_{深脐者佳，皮心，切片用，二个} 白蜜_{半钟，先熬，滴水成珠大便干燥者多加，大便溏泄者不用以白糖代之} 大枣_{半斤，或黑枣，微枣亦可} 建莲肉_{不去皮，四两}

【用法】先将枇杷叶放铜锅内（砂锅亦可），以河水煎出浓汤，用绸沥清汁，去叶与渣不用，后将梨、枣、莲、蜜和入煎熬，以莲肉融烂为止，用瓷瓶收贮，随意温热食之。轻者二三料痊愈，重者四五料除根。贫富可用，不必另服别药，免致误用害事。即无病常服，可保身强神旺。虚弱咳嗽者，若不早治，肺损难治，唯此方最益肺脏，治咳嗽应效如神。咳嗽多痰者，加川贝母一两，研极细末，俟煮熟时入内，煮一二滚取起。若吐血，用藕节二十一个，捣汁同煮。冬月多制，久收不坏，夏月随食随制。

——清·鲍相璈《验方新编》

元霜膏

【主治】虚劳咳嗽，吐血下血，烧热困倦，其效如神。

【组成】真乌梅汁 梨汁 萝卜汁 柿霜 白砂糖 白蜜_{各四两} 姜汁_{一两} 赤茯苓末_{八分} 款冬花_{乳汁浸，晒干} 紫苑末_{各二两}。

【用法】共入砂锅熬成膏为丸，每服三钱，卧时含口中，缓缓咽下。

——清·鲍相璈《验方新编》

梨膏

【主治】干咳久咳，咳嗽燥呛，咽喉干燥，气促，痰中带血。

【组成】鸭梨_{去核，二十个}

【用法】取汁，兑炼蜜收膏。或加萝卜汁，或加鲜藕汁，或加鲜茅根、鲜生地、柿霜，或加鲜麦冬汁，均为加强其润肺降火而施。

加减：或加萝卜汁，或加鲜藕汁，或加鲜茅根、鲜生地、柿霜，或加鲜麦冬汁，均为加强其润肺降火而施。

——《慈禧光绪医方选议》

清嗽止渴抑火化饮膏

【主治】咳嗽。

【组成】苏梗子三钱 前胡三钱 橘红二钱 天花粉三钱 霜桑叶三钱 甘菊三钱 麦冬三钱 赤茯苓三钱 炒谷芽三钱 神曲炒，三钱 竹茹二钱 生甘草一钱

【用法】以水煎透，去滓，再熬浓汁，兑炼蜜为膏。每服二匙，白开水送服。

——《慈禧光绪医方选议》

润肺和肝膏

【主治】肝肺气道欠调，时作咳嗽。

【组成】党参五钱 生薏米一两 麦冬八钱 橘红四钱 桑叶八钱 枇杷叶炙，包煎，八钱 杭芍生，六钱 石斛金，八钱 甘草三钱 炒枳壳四钱

【用法】并以水煎透，去滓再熬浓汁，少兑蜜炼为膏。每服三钱，白开水送下。

——《慈禧光绪医方选议》

解郁舒肺和脉膏

【主治】肝气郁滞，胸胁胀痛，痰郁络阻。

【组成】生香附六钱 僵蚕五钱 石菖蒲五钱 苏梗四钱 白芥子四钱 橘络四钱 全当归一两 青皮五钱 赤芍药五钱 丹参六钱 片姜黄五钱 桑枝一两 透骨草八钱 鸡血藤膏八钱

【用法】上用香油三斤，将药炸枯，滤滓，兑丹熬至老嫩合宜。摊贴肺俞穴[1]处。

【注释】

①肺俞穴：位于第三胸椎棘突旁开一寸[1]半，属膀胱经。

——《慈禧光绪医方选议》

雪梨百花膏

【主治】久嗽痰火，气急哮喘[1]，肺痿声哑。

【组成】雪梨四两 生姜一两

【用法】共捣汁，去滓，加蜜4两，共煎一滚，入瓷器内，封固。不拘时服。

【注释】

①哮喘：哮，指呼吸气急而喉间痰鸣声；喘，指呼吸迫促。

——清·李文炳《仙拈集》

三汁膏

【主治】咳嗽痰喘。

【组成】萝卜汁一钱 梨汁一钱 姜汁一钱

【用法】加蜜半钟，蒸熟，不拘时服。

——清·李文炳《仙拈集》

五汁膏

【主治】劳嗽[1]。

【组成】蜂蜜四两 姜汁四两 白萝卜汁半斤 梨汁半斤 人乳一碗

【用法】共熬成膏。早晚滚汤服数匙。二料除根。

---

[1] 寸：取穴时提到的寸，是指依据患者本人手指为尺寸折量标准来量取腧穴的定位方法。

【注释】

①劳嗽：指久嗽成劳或劳极伤肺所致的咳嗽。

——清·李文炳《仙拈集》

三仙膏

【主治】劳嗽。

【组成】百合_{四两} 蜜_{半斤} 梨汁_{一碗}

【用法】炼蜜成珠，将百合研末熬透，入梨汁搅匀。早、晚服数匙。

——清·李文炳《仙拈集》

四汁膏

【主治】痰壅盛。

【组成】梨汁_{一钟} 姜汁_{半钟} 白蜜_{半钟} 薄荷_{研末，三两}

【用法】和匀，重汤煮十余沸，任意服。

——清·李文炳《仙拈集》

桃杏膏

【主治】咳嗽。

【组成】杏仁 核桃仁 生姜_{各等分}

【用法】研为膏，炼蜜为丸，如弹子大。每服一丸，细嚼生姜汤送下。

——清·李文炳《仙拈集》

油糖膏

【主治】年老久嗽，不能卧。

【组成】猪板油_{四两} 米糖^①_{四两} 蜂蜜_{四两}

【用法】熬成膏。时常挑服1匙，口中噙化，三五日，其嗽即止。

【注释】

①米糖：用米浆、姜片与麦芽制成的。

——清·李文炳《仙拈集》

2. 喘息性支气管炎（喘证）

杏仁煎

【主治】老人久患肺喘、咳嗽不已，睡卧不得，服之立定。

【组成】杏仁_{去皮尖} 胡桃肉

【用法】上各等分，研为膏，入炼蜜少许，和搜得宜，丸如大弹子大。每服一二丸，食后临卧，细嚼姜汤送下。

——元·萨迁《瑞竹堂经验方》

百花膏

【主治】喘嗽不以，痰中有血。

【组成】百合_{蒸焙} 款冬花_{各等分}

【用法】上为细末，炼蜜和丸，如龙眼大。每服一丸，食后细嚼，生姜汤送下，噙化①尤佳。

【注释】

①噙化：将药物含在口内溶化的服药方法。

——明·董宿原《奇效良方》

加味百花膏

【主治】喘嗽不已，或痰中有血，虚人①尤宜。

【组成】百合 款冬花 紫菀 百部 乌梅

【用法】等分，蜜丸，龙眼大。食后临卧姜汤下，或噙化。

【注释】

①虚人：浮而不实的人。

——清·汪昂《医方集解》

3. 肺脓肿（肺痈）

理肺膏

【主治】肺痈①正作，咳唾不利，胸膈迫塞。

【组成】诃子去核　百药煎　五味子微炒　条参去芦　款冬花蕊　杏仁　知母　贝母　甜葶苈子　紫菀　百合　甘草节各五钱

【用法】上为末，用白茅根净洗，称三斤，研取自然汁，入瓷石器中熬成膏，更添入好蜜二两，再熬匀，候冷，调和前药为丸，如梧桐子大，温水吞下。

【注释】

①肺痈：病名。肺部发生的痈疡。证见发热振寒，咳嗽，胸痛，气急，甚则咳喘不得平卧，吐出腥臭脓性黏痰，或咳吐脓血等。

——金元·危亦林《世医得效方》

朱砂膏

【主治】镇心神，解热除烦，唾血①等证。

【组成】朱砂另研, 半两　珍珠末　生犀角　人参　玳瑁末　甘草各一两　金箔泥分半用　轻粉二钱半　苏合油一分　牛黄另研　麝香另研　龙脑②另研　南硼砂　琥珀　远志　羚羊角　赤茯苓以上各半两　安息香酒熬, 去石, 约半两

【用法】上为细末，入研药极细，炼蜜丸，苏合油和诸药为锭子，更以金箔为衣，每两作五锭，每服一皂角子大，嚼化。人参汤下亦得。并阿胶丸相杂服，尤胜至宝丹。

【注释】

①唾血：痰中带血。

②龙脑：冰片。

——明·孙一奎《赤水玄珠》

4. 肺痿

人参款花膏

【主治】脾胃虚寒，久嗽不已，胸膈满闷，咳嗽痰涎，呕逆恶心，腹胁满胀，腰背伤痛。或虚劳冷嗽，及远年近日一切咳嗽，诸药不效，欲成肺痿。

【组成】款花 人参 五味子 紫菀 桑白皮各一两

【用法】上为末，炼蜜丸，芡实大。每食后细嚼一丸，淡姜汤下，噙化亦可。

——明·孙一奎《赤水玄珠》

二、心系疾病

1. 躁狂抑郁症、精神分裂症（癫狂）

宁志膏

【主治】治因惊失心。

【组成】辰砂一两 酸枣仁炒，五钱 乳香五钱 人参一两

【用法】上为细末，炼蜜为丸，如弹子大。每服一丸，薄荷汤化下。

——明·龚廷贤《寿世保元》

牛黄膏

【主治】热入血室，发狂不认人者。

【组成】牛黄二钱半 朱砂三钱 脑子一钱 郁金三钱 甘草一钱 牡丹皮三钱

【用法】上为细末，炼蜜为丸，如皂子大。新水化下。

——清·费伯雄《食鉴本草》

2. 痫证

守宫膏

【主治】治久年惊痫，心血不足。

【组成】守宫①—两即蝎虎也 珍珠 麝香片脑②各一字，研细

【用法】上将守宫一个以铁钤钤定，剪子取去四足，连血细研，入珍珠、麝香、片脑各一字许，研细，薄荷汤调作一服。先须用夺命散逐下痰涎，或用吐法，次服此药，大有神效。

【释义】盖痫者，皆心血不足，此物可守宫，其血与心之血类也，取下如童女血，服之于心，故能补也，心全则病瘥矣。

【注释】

①守宫：壁虎，具有祛风定惊，解毒散结的功效。

②片脑：窍醒神，清热止痛。

——明·董宿原《奇效良方》

来苏膏

【主治】远年日近风痫，心恙风狂，中风涎沫潮闭，牙关不开，破伤风搐，并皆治之。

【组成】皂角—斤，好肥实无虫蛀者，去皮弦切碎 浆水①—大碗，春秋浸三四日，冬浸七日，夏浸一二日

【用法】揉取净浆水，浸透皂角汁，入银石器或砂锅内，以文武慢火熬，用新柳条、槐枝搅，熬似膏药，取摊在夹纸上，阴干收顿。如遇病人，取手掌大一片，用温浆水化在盏内，用竹筒儿盛药水，将病人扶坐定，头微抬起，将药吹入左右鼻孔中内，良久扶起，涎出为验。欲要涎止，将温盐汤令病人服一二口便止。忌鸡、鱼、生硬、湿面等物。

【注释】

①浆水：一种饮料。类似米酒而味酸。又名酸浆。

——明·董宿原《奇效良方》

一醉膏

【主治】心恙。

【组成】无灰酒二碗　香油四两

【用法】无灰酒①二碗，香油四两，和匀，用杨柳枝二十条，逐条搅一二百下，候香油与酒相入成膏，煎至八分，灌之，熟睡，则醒时或吐下即安矣。

【注释】

①无灰酒：古酒名。

——明·孙一奎《赤水玄珠》

宁志膏

【主治】狂不睡。

【组成】人参　酸枣仁各一两　辰砂五钱　乳香二钱半

【用法】上末，炼蜜丸，弹子大，每一丸，薄荷汤化下。

予族弟，缘兵火失心，与此方服二十丸，良愈。亲旧多传去，服之皆验。

——明·孙一奎《赤水玄珠》

大青膏

【主治】小儿心、肝热盛，偶被惊邪所触，因而神气溃乱，所成痫证。发时吐舌急叫，面色乍红乍白，悚惕不安，如人将捕之状。

【组成】天麻三钱　白附子二钱　青黛研，一钱　蝎尾去毒，一钱　朱砂研，一钱　天竺黄二钱　麝香三分　乌梢蛇肉酒浸，焙干，一钱

【用法】上同研细，炼蜜和膏。每服大儿五分，小儿三分，

薄荷汤化服。

——清·吴谦等《医宗金鉴》

3. 健忘

宁志膏

【主治】心神恍惚，一时健忘。

【组成】辰砂研细，水飞　乳香另研，各半两　酸枣仁炒，去皮，研　人参去芦，研，各一两

【用法】上为末，和匀，炼蜜为丸，如弹子大。每服一丸，空心用温酒或枣汤化下。

——明·董宿原《奇效良方》

4. 厥证

代灸膏

【主治】老人衰弱。元气虚冷，脏腑虚滑，腰脚冷痛沉重，减食，手足逆冷，不能忍者，用此代灸，其效不能尽述。

【组成】大附子炮，一枚　吴茱萸　桂枝　木香各半两　蛇床子半两　马蔺草[①]一两

【用法】为细末，每用药半匙，生姜汁半盏，白面半匙，同煎成膏，摊于纸上，临卧贴脐，以油纸覆其上，棉衣系之，自夜至明乃去。每夜如此，其腰腹如灸，能除寒积。若腰痛，点腰眼。

【注释】

①马蔺（lìn）草：也叫马莲，马兰花，俗称台湾草，它来源于台湾地区，有清热、止血、解毒的作用。

——明·孙一奎《赤水玄珠》

三、脾胃系疾病

1. 急慢性胃炎、胰腺炎、胆囊炎（呕吐）

大青膏

【主治】胃脘生风频吐，用黄荆叶一皮，煎汤化开，兼服白术散。

【组成】天麻一钱　白附子一钱半　蝎梢半钱，去毒　朱砂一字　青黛一钱　天竺黄一字　麝香一字　乌蛇肉酒浸，焙，半钱

【用法】又方，风热吐①，朴硝、白滑石为末。每服半钱，浆水半盏，清油半两调匀服，必定。

【注释】

①风热吐：病症名。风热损肺所致的吐血。

——金元·危亦林《世医得效方》

助胃膏

【主治】呕吐不食。

【组成】人参　白术　茯苓　橘皮　缩砂仁各一分　丁香　木香　肉豆蔻煨　草果仁各一钱半　白豆蔻仁一钱

【用法】上为细末，炼蜜和丸，如弹子大。每服一丸，生姜煎汤化下。

——明·董宿原《奇效良方》

暖胃膏

【主治】治疗胃寒呕吐黄水。

【组成】生姜一斤，捣取自然汁碗许　牛皮胶　乳香末　没药末各五钱

【用法】以上药物同煎，胶化离火，将药作三四大膏药，以

一张贴胃脘痛处，用绸捆绑三个时辰，然后取周岁小孩所穿之鞋一双，铜锣上烘极热，生膏上轮流熨之，熨至膏硬，换膏再帖，再绑三时，再熨至愈为止。

——清·鲍相璈《验方新编》

2. 肠梗阻（腹痛）

钩藤膏

【主治】盘肠内钓[①]，腹中极痛，干啼。

【组成】明乳香 没药同上别研 木香 姜黄各四钱半 木鳖子十二个，去皮研烂

【用法】上以木鳖子搜和四味末为丸，樱桃大。煎钩藤汤化下，一岁可服半丸。

【注释】

①盘肠内钓：病症名，形容腹痛。

——金元·危亦林《世医得效方》

3. 细菌性痢疾、阿米巴痢疾（痢疾）

外炙膏

【主治】一切虚寒，下痢赤白，或时腹痛，肠滑不禁，心腹冷极，皆可用。

【组成】木香 附子炮 蛇床子 吴茱萸 胡椒 川乌各等分

【用法】上为细末。每药末三钱，用面二钱，用生姜自然汁调作糊，贴脐中，上下以衣物盖定，熨斗盛火熨之，痢止为度。

——明·董宿原《奇效良方》

4. 食道癌、贲门癌、食道炎、食道狭窄（噎嗝）

生姜汁煎

【主治】噎不能下食，咽喉壅塞，心胸烦闷。

【组成】生姜汁　白蜜　牛酥各五两　人参去芦，为末　百合为末，各二两

【用法】上件药纳铜锅中，以慢火煎如膏。不拘时候，含一匙如半枣大咽津，或煎人参汤调下一茶匙，亦得。

——明·董宿原《奇效良方》

缪仲淳秘传膈噎膏

【主治】膈病。

【组成】人乳　牛乳　蔗浆　梨汁　芦根汁　龙眼肉浓汁　姜汁　人参浓汁

【用法】上八味俱等分，惟姜汁少许，隔汤熬成膏子，下炼蜜，徐徐频服之，其效如仙丹，更须安心平气，勿求速效。

——清·华岫云《种福堂公选良方》

5. 慢性胃炎（痞满）

三妙膏

【主治】治疗痞积①。

【组成】松香煎，四两　蓖麻肉捣烂，二两　皮消五钱

【用法】共捣为膏，量痞大小摊布上，贴时加麝二厘[1]。痞消膏自落。

【注释】

①痞积：指疟后痰结或血裹，肝气痞积于胁下者。

——清·李文炳《仙拈集》

琥珀膏

【主治】痞证。

【组成】蕲艾　独蒜　穿山甲

---

[1]　方中的1厘相当于现在的 0.03 克。

【用法】上为末，入食盐、米醋、捣成饼。量痞大小贴之。两炷香为度，化为脓血，从大便出。

——清·李文炳《仙拈集》

6. 急慢性肠炎（泄泻）

香橘膏

【主治】吐泻。

【组成】砂仁二钱　白豆仁一钱　莲肉　山药　木香　青皮炒，各五钱　陈皮　厚朴制，各一两　麦芽炒　神曲炒，各二两

【用法】上为末，蜜丸，鸡豆大，每服一丸。吐，用紫苏汤下；泻，荆芥汤下。

——明·孙一奎《赤水玄珠》

四、肝胆系疾病

1. 头痛

彻清膏

【主治】治风热上攻头痛。

【组成】川芎三分　蔓荆子一分　细辛一分　藁本一钱　生甘草半钱　熟甘草半钱　薄荷叶三分

【用法】上为细末，每服两钱，茶清调下，食后。

——金元·李东垣《东垣试效方》

羌活清空膏

【主治】头痛。

【组成】蔓荆子一钱　黄连三钱　羌活　防风　甘草各四钱　黄芩一两

【用法】上为细末，每服一钱，茶清调下，食后临卧。

——金元·李东垣《兰室秘藏》

清空膏

【主治】偏正头疼久不愈，善疗热损目，脑痛不止。

【组成】羌活 防风 黄连以上各一两 甘草炙，一两半 柴胡七钱 川芎五钱 黄芩刮净，三两半，一半用酒炒

【用法】上为细末。每服三钱，用茶清少许调如膏，抹口内，少用白汤送下，临卧服。头疼甚，加细辛二钱；痰厥头疼，多加半夏；偏头疼不愈，减羌活、防风、川芎一半，加柴胡。

——明·董宿原《奇效良方》

冲和膏

【主治】有偏正头风肿痛，并眼痛者，涂上立止如神。

【组成】紫荆皮①炒，五两 独活去节，炒，三两 赤芍炒，二两 白芷一两 菖蒲一两

【用法】上为末，葱头煎浓汤调涂，药到痛止。

【注释】

①紫荆皮：活血祛瘀中药，主治：妇女月经不调，瘀滞腹痛，风湿痹痛，小便淋痛，喉痹，痈肿，疥癣，跌打损伤，蛇虫咬伤。

——明·孙一奎《赤水玄珠》

小清空膏

【主治】诸般头痛，惟血虚头痛不治。

【组成】片芩

【用法】用片芩细切，酒拌，晒干，为末，茶清调下，酒亦可。

——明·孙一奎《赤水玄珠》

东垣清空膏

【主治】偏正头痛年深不愈者。善疗风湿热上壅头目及脑痛不止。若除血虚头痛者，非此所宜。

【组成】川芎五钱 柴胡七钱 黄连酒炒 防风 羌活各一两 炙甘草一两半 细挺子黄芩一两，一半炒，一半酒洗

【用法】上为细末，每服二钱匕，热茶调如膏，抹在口内，少用白汤送下，临卧。如苦头痛，每服加细辛二分；如太阴脉缓有痰，名曰痰厥头痛，减羌活、防风、川芎、甘草，加半夏一两五钱。

——明·张景岳《景岳全书》

祛痛膏

【主治】论半边头痛。

【组成】防风 羌活 藁本 细辛 菊花各五分 南星 草乌 白芷各一钱

【用法】上为细末，用连须葱一把，洗净，同前药捣成膏，铜锅炖热，量痛大小，以油纸摊药，贴痛处，周围以生面糊封之，再用干帕包定，其痛即止。一方加菊花、独活各一钱五分，草乌一钱，麝香一分。

——明·龚廷贤《寿世保元》

清空膏

【主治】正偏头痛，年深不愈，及风湿热上壅头目，及脑苦痛不止。（偏头痛者，少阳相火也。丹溪曰：有痰者多，左属风属火，多血虚；右属痰属热，多气虚。《准绳》曰：医书多分头痛、头风为二门，然一病也。浅而近者名头痛，深而远者为头风，当验其邪所从来而治之。）

【组成】黄芩酒炒 黄连酒炒 羌活 防风各一两 柴胡七钱 川芎五钱 甘草炙，两半

【用法】上七味药为末。每服三钱，茶调如膏，白汤[1]送下。如少阴头痛，加细辛；太阴头痛，脉缓有痰，去羌活、防风、川芎、甘草，加半夏；如偏头痛，服之不愈，减羌活、防风、川芎一半，加柴胡一倍（散少阳相火）；如自汗发热，恶热而渴，此阳明头痛，只与白虎汤加白芷。（东垣曰：太阴头疼，必有痰也；少阴头痛，足寒而气逆也。太阴、少阴二经虽不上头，然痰与气壅于膈中，头上气不得畅而为痛也。）

——清·吴仪洛《成方切用》

清空膏

【主治】治风寒头痛者，乃太阳经受邪也。其候恶寒发热，上及巅顶，下连额角，不时作痛。

【组成】羌活 防风 柴胡 川芎 黄芩 黄连 甘草生

【用法】引用生姜，水煎服。痛甚加细辛，便秘加川大黄。

——清·吴谦等《医宗金鉴》

2. 症瘕积聚

三棱草煎

【主治】症癖[1]。

【组成】三棱草切，取一石[1]

【用法】上一味，以水五石煮取一石，去滓，更煎取三升，于铜器中重釜煎如稠糖，出，内密器中，且以酒一盏服一匕，日二服，每服常令酒气相续。

【注释】

①症癖：腹中积聚而成的痞块。

——唐·孙思邈《千金翼方》

---

[1] 方中的 1 石相当于现在的 60000 克。

野葛膏

【主治】暴症。

【组成】野葛一尺^[1] 当归 附子 雄黄油煮一日 细辛各一两 乌头二两 巴豆一百枚 蜀椒半两

【用法】上八味，叹咀，以大醋浸一宿，猪膏二斤煎附子色黄，去滓，内雄黄粉，搅至凝，敷布上，以掩症上，复以油重布，上复安十重纸，以熨斗盛火着上，常令热，日三夜二。须膏干，益良。

——唐·孙思邈《备急千金要方》

天门冬膏

【主治】去积聚①，风痰，癫疾，三虫②，伏尸③，除瘟疫。轻身益气，令人不饥，延年不老。

【组成】天门冬不以多少，去皮，去根须，洗净

【用法】上件捣碎，布绞取汁，澄清滤过，用磁器、沙锅或银器，慢火熬成膏。每服一匙头，空心温酒调下。

【注释】

①积聚：中医病名，是腹内结块，或痛或胀的病证。

②三虫：小儿三种常见的肠寄生虫病，为长虫、赤虫、蛲虫。

③伏尸：指病潜伏在患者体内，未发之时如同常人，若发动，则心腹刺痛，胀满喘急。

——元·忽思慧《饮膳正要》

脾积膏

【主治】诸积神效。

【组成】鸡子五枚 阿魏①五分 黄蜡②一两

---

[1] 方中的 1 尺相当于现在的 30.7 厘米。

【用法】锅内一处煎，分作十服，温汤空心服。诸物不忌。设腹痛是积化动，十日后当有血从大便中出，是其效也。

【注释】

①阿魏：一种有臭气的植物。助消化、杀虫解毒。

②黄蜡：即蜂蜡，色黄，故称。明朝李时珍《本草纲目·虫一·蜜蜡》：蜡乃蜜脾底也。取蜜后炼过，滤入水中，候凝取之，色黄者俗名黄蜡。

——明·孙一奎《赤水玄珠》

三圣膏

【主治】贴积聚症块。

【组成】石灰十两 官桂半两，为末 大黄一两，锦纹者，为末

【用法】上将石灰细筛过，炒红，急用好醋熬成膏，入大黄、官桂末搅匀，以磁器收贮，用泊纸或柿漆纸摊贴患处，火烘熨之。

——明·张景岳《景岳全书》

化铁膏

【主治】治积块久不愈者。

【组成】肥皂四两，熬膏 生姜四两 葱半斤 蒜半斤 皮硝①半斤，化水 大黄末，四两

【用法】入膏再熬，贴块上。内服前方保中丸。

【注释】

①皮硝：朴硝。

——明·龚廷贤《寿世保元》

千金贴痞膏

【主治】治腹中痞块。

【组成】黄丹①十两，水飞七次，炒紫色 阿魏三钱 乳香三钱 没药五钱 两头尖②五钱 当归三钱 白芷五钱 穿山甲十片 木鳖子十个 麝香一钱

【用法】上俱为细末，用香油一斤，槐、桃、柳、桑、榆各二尺四寸[1]，巴豆一百二十个去油壳，蓖麻子一百二十个去壳，先将铁锅盛油，炭火煎滚，入巴豆、蓖麻在内，熬煎，捞去渣，次下前药，用桃、柳等条不住手搅匀，然后下丹，滴水成珠为度，瓷器守贮。

【注释】

①黄丹：铅丹。

②两头尖：辛，热，有毒，归脾经。祛风湿，消痈肿。用于风寒湿痹，四肢拘挛，骨节疼痛，痈肿溃烂。

——明·龚廷贤《寿世保元》

治痞块八反膏

【主治】痞块。

【组成】鳖头 苋菜 葱 蜜 甘草 甘遂 芫花 海藻 阿魏 鳖甲 水红花子

【用法】上应为末者为末，应捣烂者捣烂，入末再捣，如和不匀，加烧酒调之，先以水调白面作圈，围痞上，六七分厚，其药敷在痞上，外用锡注二把，放烧酒在内，熨痞上，冷则更换，至痞内动痛方止，明日大便下脓血即除根。

——清·华岫云《种福堂公选良方》

化癖膏

【主治】块如活鳖能行动，诸药不效者。

【组成】靛花三四五匙

---

[1] 方中的1寸相当于现在的3.33厘米。

【用法】每日空心，将靛花三四五匙冲热陈酒内，服至十日即不动，服一二月即消尽矣。外用敷之。

——清·华岫云《种福堂公选良方》

霞天膏

【主治】积聚。

【组成】黄牡牛肉

【用法】每肉十二斤，可熬膏一斤，磁罐盛之。夏月水浸，可留三日，寒天久留。生霉（音梅）用重汤煮。入煎剂调服，入丸剂每三分加曲一分，煮糊，或同蜜炼。

——清·汪昂《医方集解》

消痞膏

【主治】积年恶痞。

【组成】密陀僧六两　阿魏五钱　羌活　水红花子各一两　穿山甲三钱　香油一斤八钱

【用法】火候照常熬膏法，膏成时，下麝香一钱，用布照痞大小摊贴。凡患痞癖处肌肤定无毫毛，须看准以笔圈记，用膏贴之。内用水红花子研末三钱，烧酒二斤泡之，时饮一杯，痞消乃止。水红花子，即红蓼花子，以自取为真，药店多假，用之不效。

——清·鲍相璈《验方新编》

3. 脑梗死、脑出血（中风）

乌头膏

【主治】贼风，身体不遂，偏枯，口㖞①僻，及伤风寒，身强直方。

【组成】乌头炮　野葛各五两，去心　莽草一斤

【用法】上三味，㕮咀，以好酒渍令淹渐，再宿三日渍之，

以不中水猪肪五斤，煎成膏，合药，作东向露灶，以苇薪煎之，三上三下，药成去滓，有病者向火摩三千过，汗出即愈。若触露，鼻中塞，对火摩头顶，鼻中即通。药不可令入口眼也。

【注释】

①㖞：歪。

——唐·王焘《外台秘要》

乌头膏

【主治】主贼风，身体不遂，偏枯口僻，及伤寒其身强直方。

【组成】乌头去皮，五两 野葛 莽草各一斤

【用法】上三味切，以好酒二斗五升淹渍再宿三日，以猪膏五斤煎成膏，合药，作东向露灶，以苇火煎之，三上三下，膏药成，有病者向火摩三千过，汗出即愈。若触寒雾露，鼻中塞，向火膏指头，摩人鼻孔中，即愈。勿令入口眼。

——唐·孙思邈《千金翼方》

趁风膏

【主治】中风，手足偏废不举。

【组成】穿山甲左瘫用左足，右瘫用右足 红海蛤如棋子者 大川乌头生用，各二两

【用法】上为末。每用半两，捣葱白汁和成厚饼，约径一寸半，贴在所患一边脚中心，用旧绢紧缚定。于无风密室中，椅子上坐，用汤一盆，将贴药脚于盆内浸，仍用人扶病人，恐汗出不能支持。候汗出，即急去了药，汗欲出，身麻木，得汗周遍为妙。切宜避风，自然手足可举。如病未尽除，半月二十日以后，再依此法用一次，自除其根。仍服治风补理药，远欲以自养。

——金元·危亦林《世医得效方》

天仙膏

【主治】治卒中风，口眼㖞斜。

【组成】南星_{大者一个} 白及_{一钱} 草乌_{大者一个} 僵蚕_{七个}

【用法】上为末，用生鳝鱼血调成膏，敷㖞处，觉正便洗去。

——金元·危亦林《世医得效方》

转舌膏

【主治】中风瘖痪[①]，舌蹇不语。

【组成】凉膈散加石菖蒲、远志_{为末，炼蜜为丸，如弹子大，朱砂为衣}

【用法】每服一丸，薄荷汤化开，食后或临卧服。

【注释】

①瘖痪：抽搐、搐搦、抽风等。

——明·董宿原《奇效良方》

蓖麻膏

【主治】中风口眼㖞斜不正。

【组成】大蓖麻子_{十四个} 正东南枝_{上取七个} 正西枝_{上取七个} 巴豆_{七个，去皮}

【用法】上为泥，成膏子后，加麝香半钱，一处和成膏子。左患安药于右手劳宫穴，内用纸七重，盖定药饼上，以碗坐在药上，碗用热酒蒸之。如右患用左手。略坐一时辰，用手托碗便正也。一方无麝香。

——明·董宿原《奇效良方》

白鱼膏

【主治】中风口眼㖞斜。

【组成】衣中白鱼

【用法】用衣中白鱼七枚，摩偏缓一边，才正便止，恐大过。凡患急边缓边皆有病，先摩缓边，次摩急边，急边少用。

——明·董宿原《奇效良方》

皂角膏

【主治】中风口㖞不正，语则牵急，四肢余无他苦。此由居处不便，因卧而孔风入耳，客于阳明之经，宜傅之。

【组成】大皂角五两，去皮子为末，以三年米醋和。

【用法】左㖞涂右，右㖞涂左，干更涂之。

——明·董宿原《奇效良方》

至圣一醉膏

【主治】瘫缓风。

【组成】天麻一分 没药 黄明滴乳香各半两 附子一两，炮裂，去皮、脐 安息香一分 麻黄去根、节，四两 片脑少许

【用法】上件七味一处捣罗为细末。每服四大钱，用法酒一升，于银石器内熬成膏后，却出分在四盏内，别用法酒，看病人吃酒多少，渐调膏子，服尽为度，令枕病处卧，以衣被盖，或汗出，或似虫行即效。次日再吃一服，手足必已举。得此疾五十日以上方治，若发直者，不在治限。

——明·董宿原《奇效良方》

转舌膏

【主治】中风瘫痪，舌蹇不语，并失声不能言语，用此方。

【组成】连翘一两 栀子五钱 黄芩酒炒，五钱 薄荷一两 桔梗五钱 大黄酒蒸，五钱 玄明粉五钱 防风五钱 川芎三钱 远志 甘草汤泡，一两 石菖蒲六钱 甘草五钱 犀角二钱 柿霜一两 牛黄五钱 琥珀一钱 珍珠一钱

【用法】上为细末，炼蜜为丸，如弹子大，朱砂五钱为衣。

每服一丸，细嚼，薄荷汤送，食后，临卧服。

——明·龚廷贤《寿世保元》

皂角膏

【主治】中风，口眼不正，语则牵急，四肢如故无他苦。由居处不便，因卧二邪风入耳，客于阳明之经，故令筋急不调而口歪僻也。

【组成】大皂角五两，去皮、子为末，以三年米醋和成膏，左㖞涂右，右㖞涂左，干更涂之

【用法】一方，用新矿石灰一合，以酸醋炒，调如泥，口面㖞向右，即于左边涂之，向左，即于右边涂之。候正如旧，即须以水洗下，大效。

——明·龚廷贤《寿世保元》

天仙膏

【主治】卒暴中风，口眼㖞斜。

【组成】天南星　草乌　白及俱用大者，各一两　僵蚕七个

【用法】上为细末，姜汁调，如前涂，正便洗去。

——明·龚廷贤《寿世保元》

转舌膏

【主治】中风瘛疭，舌謇不语。

【组成】连翘　栀子　黄芩　薄荷　大黄　芒硝　甘草　淡竹叶　菖蒲　远志

【用法】凉膈散（连翘、栀子、黄芩、薄荷、大黄、芒硝、甘草、淡竹叶）加菖蒲、远志各等分。蜜丸，弹子大，朱砂为衣。薄荷汤化下，临卧服。此乃治心经蕴热之方也。

——清·吴仪洛《成方切用》

苍术膏

【主治】瘫痪。

【组成】苍术

【用法】四物汤精熬成膏，每空心服一二匙。

——清·李文炳《仙拈集》

蓖麻膏

【主治】口眼㖞斜。

【组成】蓖麻子

【用法】研烂，左歪涂右，右歪涂左，一经改正，即速洗去。

——清·李文炳《仙拈集》

4. 寒疝

桃仁膏

【主治】治气血凝滞，疝气，膀胱小肠气，痛不可忍。

【组成】桃仁炒，去皮尖 大茴香炒

【用法】上等分为末，每服二钱，葱白二寸煨熟，蘸药细嚼，空心热酒下。

——明·张景岳《景岳全书》

乌头煎

【主治】寒疝。

【组成】乌头熬，去皮，不咬咀，大者五枚

【用法】上以水三升，煮取一升，去渣，内蜜二升，煎令水气尽，取二升。强人服七合，弱人服五合，不差明日更服，不可一日再服。

——清·吴谦等《医宗金鉴》

五、肾系病证

1.尿路感染（淋证）

瞑眩膏

【主治】治诸淋，疼痛不可忍，及沙石淋①。

【组成】大萝卜切作一指浓四五片，用好蜜腌少时，安钱铲上，慢火炙干，又蘸又炙，取尽一二两蜜。反复炙令香熟，不可焦

【用法】候冷细嚼，以盐汤送下。

【注释】

①沙石淋：病名。淋证小便排出沙石者。

——唐·王焘《外台秘要》

瞑眩膏

【主治】诸淋疼痛不可忍，及沙石淋皆治。

【组成】大萝卜切一指厚四五片，以好白蜜二两浸少时，安净铁铲上，慢火炙干，再蘸蜜再炙，反复炙令香软，不可焦，待蜜尽为度

【用法】候温细嚼，以盐汤一盏送下，立效。

——明·董宿原《奇效良方》

牛膝膏

【主治】死血作淋。

【组成】桃仁去皮尖 归尾酒洗，各一两 生地黄酒洗 赤芍药各两半 川芎五钱 牛膝去芦，四两，酒浸一宿

【用法】上㕮咀①，用好水十盅，炭火慢煎至二盅，入麝香少许，分四次空心服。如夏月须用冷水换浸之，则不坏。

【注释】

①咬咀：将药材碎成小块。

————明·张景岳《景岳全书》

2. 急慢性肾小球肾炎、肾病综合征（水肿）

商陆膏

【主治】水肿。

【组成】商陆根一斤，生者 猪膏一斤，先煎，可有二升

【用法】上二味，合煎令黄，去滓，以摩肿，亦可服少许。忌犬肉。

————唐·王焘《外台秘要》

涂脐膏

【主治】水肿，小便涩少。

【组成】地龙 猪苓 针砂①

【用法】上等分，为末，葱涎调敷脐中，寸高，束之。

【注释】

①针砂：铁粉，除湿消积，散瘿消肿。主治黄疸水肿，瘿瘤结气及臌胀等症。

————明·董宿原《奇效良方》

马鼠膏

【主治】治疗水肿腹大。

【组成】鼠尾草十斤 马鞭草十斤

【用法】水一石，煮取五斗，去滓，再煎令稠，以粉为丸，如大豆大。每服二丸，加至四五丸。

————清·李文炳《仙拈集》

3. 尿道结石、前列腺增生（癃闭）

榆皮通滑泄热煎

【主治】治肾热，应胞囊①涩热，小便黄赤，苦不通。

【组成】榆白皮　葵子各一升　车前子五升　赤蜜一升　滑石　通草
各三两

【用法】上六味，㕮咀，以水三斗煮取七升，去滓下蜜，更
煎取三升，分三服。

【注释】

①胞囊：胞宫阴囊。

——唐·孙思邈《备急千金要方》

牛膝膏

【主治】死血作淋。

【组成】牛膝四两，去芦，酒洗一宿　桃仁一两，去皮尖，炒　当归尾
二两，酒洗　赤芍药一两半　生地一两半，酒洗　川芎五钱

【用法】用水，以炭火慢熬至二盅，入麝少许，分作四服，
空心服。如夏月用凉水换，此膏不坏。

——明·孙一奎《赤水玄珠》

蜗牛膏

【主治】大小便不通，此方治之，殊效。

【组成】蜗牛三枚　麝香

【用法】用蜗牛三枚，去壳，捣如泥，加麝香少许，纳脐
中，以手揉按之，立通。或用田螺亦可。

——明·龚廷贤《寿世保元》

4. 乳糜尿（溲浊——心浊）

宁志膏

【主治】治心脏亏虚，神志不守，恐怖，赤浊，常多恍惚，易于健忘，睡卧不宁，梦涉危险，一切心疾，并皆治之。

【组成】人参去芦 酸枣仁微炒，去皮，各一两 辰砂研细水飞，半两 乳香一分，以乳钵坐水盆中研

【用法】上为末，炼蜜丸，如弹子大。每服一丸，温酒化下，枣汤亦可，空心、临卧服。

——金元·危亦林《世医得效方》

六、气血津液病证

1. 糖尿病（消渴）

羊髓煎

【主治】主消渴口干，濡咽方①。

【组成】羊髓二合，无，即以酥代之 白蜜二合 甘草一两，炙，切

【用法】上三味，以水三升煮甘草，取一升，去滓，内蜜髓煎令如饴，含之，尽复含。

【注释】

①濡咽方：服法为含咽的方子。

——唐·孙思邈《千金翼方》

骨填煎

【主治】虚劳渴，无不效。

【组成】茯苓 菟丝子 山茱萸 当归 牛膝 附子 五味子 巴戟天 麦门冬 石膏各三两 石韦 人参 桂心 苁蓉各四两（《外台》作远志）大豆卷一升 天门冬五两

【用法】上十六味为末，次取生地黄栝楼根各十斤，捣绞取汁，于微火上煎之减半，便作数分，内药，并下白蜜三斤，牛髓半斤，微火煎之令如糜，食如鸡子黄大，日三。亦可饮服之。

——唐·孙思邈《备急千金要方》

甘露膏

【主治】消渴，饮水极甚，善食而瘦，自汗，大便结燥，小便频数。

【组成】半夏二分，汤洗 熟甘草 白豆蔻仁 人参 兰香 升麻 连翘 桔梗各五分 生甘草 防风各一钱 酒知母一钱五分 石膏三钱

【用法】上为极细末，汤浸蒸饼和匀成剂，捻作薄片子，日中晒半干，擦碎如米大。每服二钱，淡生姜汤送下，食后。

——金元·李东垣《兰室秘藏》

荔枝膏

【主治】生津止渴，去烦。

【组成】乌梅半斤，取肉 桂一十两，去皮，剉① 沙糖二十六两 麝香半钱，研 生姜五两 熟蜜一十四两

【用法】上用水一斗五升，熬至一半，滤去滓，下沙糖、生姜汁，再熬去渣，澄②定少时，入麝香搅匀，澄清如常，任意服。

【注释】

①剉：同"锉"，碾碎。

②澄：让液体内杂质沉淀下去。

——元·忽思慧《饮膳正要》

生地黄膏

【主治】渴证，通用。

【组成】生地黄束如常碗大一把 冬蜜一碗 人参半两 白茯苓去

皮，一两

【用法】上将地黄洗切研细，以新水一碗调开，同蜜煎至半，次入参、苓末拌和，瓷器密收，匙挑服。

——金元·危亦林《世医得效方》

黄连膏

【主治】消渴消中诸方，只止燥渴，殊不知足阳明胃主血所生病，手阳明大肠主方治口舌干，小便数，舌上赤脉，生津液，除干燥，长肌肉。

【组成】黄连一片，碾为末 牛乳汁 生地黄汁各一斤

【用法】上将汁熬膏，搓黄连末为丸，如小豆大。每服二十丸，少呷①汤下，日进十服。

【注释】

①呷：小口地喝。

——明·董宿原《奇效良方》

生地黄膏

【主治】消渴消中诸方，只止燥渴，殊不知足阳明胃主血所生病，手阳明大肠主方治口舌干，小便数，舌上赤脉，生津液，除干燥，长肌肉。

【组成】生地黄碗大一握 冬蜜一碗 人参半两 白茯苓去皮，一两

【用法】上先将地黄洗，捣烂，以新水一大盏调开，同蜜煎至一半，次入参、苓末拌和，以瓷器密收。用匙挑服。

——明·董宿原《奇效良方》

醍醐膏

【主治】消渴。

【组成】乌梅一斤，捶碎 甜水四大碗，煎至一碗，滤去滓 白沙蜜五

斤　砂仁末半两

【用法】入沙石器内慢火熬赤色，成膏为度，取下放冷，加白檀末三钱，麝香一字，搅匀，以瓷石器盛，密封口，夏月冷水调，冬月沸汤调服。

——明·董宿原《奇效良方》

甘露膏

【主治】消渴，饮水极多，善食而瘦，大便结燥，小便频数。又名兰香饮子。

【组成】石青①二钱　知母一钱五分　甘草生　防风各一钱　甘草炙　人参　半夏　兰香　白豆蔻　升麻　桔梗　连翘各五分

【用法】上浸，蒸饼为丸，或捏作饼子，晒干，碎如米大。每用淡姜汤下二钱。

【注释】

①石青：蓝色的矿物质（蓝铜矿）颜料。

——明·孙一奎《赤水玄珠》

天池膏

【主治】三消如神。

【组成】天花粉　黄连各半斤　人参　知母去壳　白术炒，去芦，各四两　五味子三两　麦门冬六两，去心　藕汁二碗　生地黄汁二碗　人乳　牛乳各一碗　生姜汁二酒杯

【用法】上先将天花粉七味切片，用米泔水十六碗，入砂锅内浸半日，用桑柴火慢熬至五六碗，滤清，又将渣捣烂，以水五碗，煎至二碗，同前汁又煎去二三碗，入生地等汁，慢熬如饧，加白蜜一斤，煎去沫，又熬如膏。乃收入瓷罐内，用水浸三日，去火毒。每用二三匙，安舌咽之，或用白汤送下。

——明·龚廷贤《寿世保元》

生地黄膏

【主治】消渴病通用。

【组成】生地黄束如碗大一把，洗切，研细，以新水一碗调开，人冬蜜一碗，煎至一碗，取出

【用法】入人参五钱，白茯苓去皮一两，为末，拌和，瓷器密收，以匙挑服。夏月可加五味子、麦门冬。

——明·龚廷贤《寿世保元》

梨膏

【主治】用于消渴喜饮。亦可用于阴虚火炽，津液亏耗，口渴心烦，咽痛吼干，失声，或肺燥咳嗽。

【功用】养阴生津、润燥止渴。

【组成】梨　蜂蜜

【用法】梨两千克，切碎捣烂，绞取汁液（或煎取汁液），小火熬至浓稠，加入一倍蜂蜜，混匀并熬沸，待冷即成。每次服一二匙，温开水冲服。若临时急用，可用梨绞取汁液服，或生嚼鲜果。

——清·费伯雄《食鉴本草》

天池膏

【主治】消渴饮水不止。

【组成】天花粉　黄连　真台党　知母　白术　五味子各三两　麦冬六两　生地汁　藕汁各二两　人乳　牛乳各一碗　生姜汁二碗

【用法】先将天花粉七味切片，用淘米水十六碗、桑柴火慢熬出汁尽五六碗，沥清，入生地等汁，慢慢煎熬，加白蜜①一斤，煎去沫，熬如膏，由入瓷罐，用水浸三日，去火毒。每用

二三匙，白滚水送下，甚效。三消通治。

【注释】

①白蜜：多数指结晶后的洋槐花蜂蜜。

——清·鲍相璈《验方新编》

2. 痰饮

调气化饮膏

【主治】脾胃虚，有痰饮。

【组成】沙参二两　白术炒，一两五钱　茯苓二两　槟榔二两　三棱二两　木香一两　广砂仁二两　苍术炒，一两五钱　厚朴制，一两五钱　陈皮一两五钱　鸡金焙，一两五钱　枳实炒，一两五钱　甘草生，八钱

【用法】共以水熬透，去滓再熬浓，兑炼蜜①为膏，瓷器盛之。每服四五钱，白水冲服。

【注释】

①炼蜜：加热蜂蜜至滴入水中成丸而不散。

——《慈禧光绪医方选议》

3. 血证

龙肝膏

【主治】吐血不止。

【组成】伏龙肝①一两　生地汁　麦冬汁　小蓟汁　藕汁各三合　姜汁一合

【用法】入蜜半匙，慢火熬成膏，每服一匙。

【注释】

①伏龙肝：灶心土。

——明·孙一奎《赤水玄珠》

玉屑膏

【主治】气虚尿血，并五淋砂石，疼痛不可忍。

【组成】黄芪 人参各等分

【用法】为末，用大萝卜切一指厚三四片，蜜淹少时，蘸蜜炙干，复蘸复炙，尽蜜二两为度，勿令焦，至熟。蘸黄芪、人参末吃，不时仍以盐汤送下。

——明·孙一奎《赤水玄珠》

七、肢体经络病证

1. 风湿、类风湿性关节炎（痹证）

曲鱼膏

【主治】风湿痛痹，四肢弹弱，偏跛不仁，并痈肿恶疮。

【组成】大黄 黄芩 莽草 巴豆 野葛 牡丹 踯躅 芫花 蜀椒皂荚 附子 藜芦各一两

【用法】上十二味，哎咀，以苦酒渍药一宿，以成煎猪膏三斤微火煎，三沸一下，别内白芷一片，三上三下，白芷色黄药成，去滓，微火炙手摩病上，日三。

——唐·孙思邈《备急千金要方》

野葛膏

【主治】恶风毒肿，疼痹不仁，瘰疬恶疮，痈疽肿胫，脚弱偏枯，百病。

【组成】野葛 犀角 蛇衔 莽草（《外台》作茵芋）乌头 桔梗 升麻 防风 川椒 干姜 鳖甲 雄黄 巴豆各一两 丹参三两 踯躅花一升

【用法】上十五味，哎咀，以苦酒四升渍之一宿，以成煎猪膏五斤微火煎，三上三下，药色小黄，去滓，以摩病上。此方不可施之猥人，慎之。

——唐·孙思邈《备急千金要方》

苍梧道士陈元膏

【主治】主一切风湿，骨肉疼痹。

【组成】当归 细辛各一两 桂心五寸 天雄三十枚 生地黄三斤 白芷一两半 川芎一两 丹砂二两 干姜十两 乌头三两 松脂八两 猪肪十斤

【用法】上十二味，㕮咀，以地黄汁渍药一宿，煎猪肪，去滓，内药煎十五沸，去滓，内丹砂末，熟搅，用火炙手，摩病上，日千遍，瘥。

——唐·孙思邈《备急千金要方》

神明膏

【主治】主诸风顽痹，筋脉不利，疗癣诸疮痒。

【组成】前胡 白术 白芷 川芎并切 椒去目 吴茱萸各一升 附子三十枚，去皮，切 当归 细辛 桂心各二两，切

【用法】上十味，以苦酒渍一宿，令悒悒然，以成炼猪膏一斗，微火煎十沸以来，九上九下，候附子、白芷色黄，绞去滓，膏成。病在外，摩之；在内，以酒服枣核大。疥癣等疮皆疗之，并去诸风病，亦摩折伤被打等。

——唐·王焘《外台秘要》

透骨膏

【主治】一切风湿走注疼痛。

【组成】生干地黄 马鞭草各半斤 吴茱萸 白面各三两 骨碎补 败龟板各四两，酒炙 鳖甲三个，酒炙 蒲黄二两

【用法】上为细末。用米醋调似膏子，火上温热，摊于痛处，用纸裹，候冷再炒，于避风处用之。

——明·董宿原《奇效良方》

苍术膏

【主治】论湿气作痛，或肿，或胀，或黄，或泻。

【组成】苍术米泔浸，揉去黑皮，切片晒干，不拘多少

【用法】上用水熬成膏，白汤调服。如暴发红肿痛甚者，以酒（腊，或云酒糟以腊月及清明、重阳造者为宜）糟敷之。

——明·龚廷贤《寿世保元》

除湿膏

【主治】论中湿，遍身骨节疼痛。

【组成】广胶①三两 生姜半斤，捣汁 乳香 没药取末，各一钱半

【用法】上入铜杓内，火上熬化，移在滚汤内炖，以箸搅匀，入花椒末少许，再搅匀，摊厚纸或绢上，贴患处，用鞋底烘热熨之。

【注释】

①广胶：明胶，水胶。功效：滋阴润燥，养血止血，活血消肿，解毒。

——明·龚廷贤《寿世保元》

七制松香膏

【主治】风寒湿痹。

【组成】松香三斤，第一次姜汁煮，第二次葱汁煮，第三次白凤仙汁煮，第四次烧酒煮，第五次闹杨花汁煮，第六次商陆根汁煮，第七次红醋煮 桐油三斤 川乌 草乌 苍术 官桂 干姜 白芥子 蓖麻子以上各四两 血余八两

【用法】上八味，共入桐油，熬至药枯发消，滴水成珠，滤去渣，入牛皮膏四两烊化，用前制过松香，渐渐收之，离火加樟脑一两，好麝香三钱，厚纸摊之，贴患处神效。

九制松香膏，名九汁膏

【主治】风寒湿痹。

【组成】上好片松香三斤，用清水煮烊，拉拔过，倾去水，再换水煮，再拉拔换水，如此以十遍为度，将松香研末，用姜汁、葱汁、白凤仙汁、烧酒、闹杨花汁、商陆根汁、韭菜汁、童便，挨次将松香拌，浸透晒干，作八次制过，其第九次，将好醋少许不可多，再拌松香晒干，研极细末 川乌 草乌 苍术 上肉桂白 芥子 干姜 蓖麻子以上各四两 血余八两

【用法】另用桐油三斤浸药，春五、夏三、秋七、冬十日，熬枯，滤去渣，再熬，先入广胶四两，俟溶化后，将制过松香末，筛入收之，离火入樟冰一两，待冷入麝香二钱，搅匀收贮，摊贴神效。

——清·华岫云《种福堂公选良方》

见眼膏

【主治】风寒湿气，骨节疼痛，历节痛风，痿痹麻木不仁，鹤膝风，偏头风，漏肩风等症，并治跌扑闪锉等伤，阴症无名肿毒。已破烂者勿贴，小儿孕妇勿贴。

【组成】活短头发晒干，二两，用壮年人剃下者 大黄 灵仙 雄鼠粪各一两 川乌 草乌 刘寄奴各八钱 土鳖虫大者三十个 羌活 独活 红花 蛇床子 苍术 当归 生南星 生半夏 白芥子 桃仁各五钱

上十八味，俱切碎。

樟冰一两 甘松 山奈 花椒 猪牙 皂山 甲炙，研 荜茇没药以上各三钱，不必去油，同乳香炙热，同众药研细 乳香五钱 白芷五钱

上十味，研极细末。

新鲜烟叶汁一斤，松香六两收，晒干 新鲜商陆根汁一斤，松香六两收

新鲜闹羊花汁半斤，松香三两收　新鲜艾叶汁半斤，松香三两收　白凤仙花汁半斤，松香三两收　老生姜汁半斤，松香三两收　葱汁半斤，松香三两收韭汁半斤，松香三两收　大蒜汁半斤，松香三两收

【用法】用足秤，秤麻油二斤四两，先将头发入油熬半炷香，再将前药入油熬至焦黄色，不可太枯，即滤去渣，入前松香熬化，再将丝绵滤去渣，再熬至油面起核桃花纹，先加入极细弥陀僧四两，再徐徐加入好西硫黄末一斤，投此二味时，务须慢慢洒入，不可太多太频，以滴水成珠，离火待温，然后掺入细药搅匀，瓷器收贮，熬时须用桑枝不住手搅，青布摊贴，每张净药重四钱，临时加肉桂末五厘，细辛末二厘。

——清·华岫云《种福堂公选良方》

集宝疗痹膏

【主治】风寒湿痹。

【组成】川乌　草乌　南星　半夏　当归　红花　羌活　独活　大黄桃仁各四钱　山甲一两　白芷五钱　肉桂一两　麻油一斤　葱汁一碗　姜汁一碗　松香一斤　陀僧二两　硫黄半斤

【用法】上收煎好，加乳香、没药、血竭、胡椒、樟冰、细辛、牙皂末各二钱，若加商陆根、凤仙、闹羊花、鲜烟叶、鲜蒜、鲜豨莶等汁更妙。

——清·华岫云《种福堂公选良方》

摩风膏

【主治】风毒攻注，筋骨疼痛。

【组成】蓖麻子净肉，研，一两　川乌头生，去皮，五钱　乳香一钱半，研

【用法】上以猪油研成膏，烘热涂患处，以手心摩之，觉热如火效。

——清·华岫云《种福堂公选良方》

拈痛膏

【主治】风寒湿气疼痛。

【组成】广胶三两　生姜半斤　葱白捣汁，半斤　乳香一钱半　没药一钱半

【用法】入铜勺内，火上熬化，移在滚汤内顿，以箸搅匀，入花椒末少许，再搅匀。摊贴患处，用鞋底烘热熨之。

——清·李文炳《仙拈集》

2. 腰椎间盘病变、腰肌劳损、腰椎骨质增生（腰痛）

羊蜜膏

【主治】治虚劳腰痛，咳嗽肺痿，骨蒸。

【组成】熟羊脂五两　熟羊髓五两　白沙蜜五两，炼净　生姜汁一合　生地黄汁五合

【用法】上五味，先以羊脂煎令沸，次下羊髓又令沸，次下蜜、地黄、生姜汁，不住手搅，微火熬数沸成膏，每日空心温酒调一匙头，或作羹汤，或作粥食之亦可。

——元·忽思慧《饮膳正要》

皂角膏

【主治】诸腰痛脚痛。

【组成】皂角一片（去皮弦，捣碎）　好酒二大碗

【用法】以上熬去一半，滤去渣，再用前汁入磁瓶内熬为膏子，随痛处贴之。

——明·孙一奎《赤水玄珠》

摩腰膏

【主治】老人、虚人腰痛，妇人带下清水不臭者，虚寒者宜之。

【组成】附子　川乌　南星各二钱半　川椒　雄黄　樟脑　丁香各一钱半　干姜一钱　麝香一分

【用法】上为末，蜜丸弹子大，用生姜自然汁，化开如糜，蘸手掌上烘热，摩腰中痛处，即以暖帛扎之，少顷，其热如火，每日饭后用一丸。

——清·华岫云《种福堂公选良方》

枣豆膏

【主治】腰胁痛。

【组成】巴豆三粒　红枣一枚

【用法】捣烂，夹缚脐上。

——清·李文炳《仙拈集》

第二部分 外 科

一、疮疡

1. 疮疡总论

升麻膏

【主治】疮诸毒肿方。

【组成】升麻三两 白蔹 漏芦 连翘 芒硝各二两 黄芩 蛇衔[①]各三两 蒴藋[②]根四两 山栀子二十枚 枳实二两

【用法】右十味捣碎，以酒浸半日，以猪膏五升煎之，膏成去滓，以器盛。有毒热肿，取涂贴上，摩之，即消。日三。

【注释】

①蛇衔（xián），又名蛇衔草、蛇含、蛇含委陵菜。多年生草本。主根短，侧根如须状丛生。茎多数，细长，略匍匐，具疏生的绢状毛。基生叶具长柄，茎生叶较小，柄短；花期四五月。生长于山坡或湿地。全国大部分地区有分布。

②蒴藋（shuòdiào），别名接骨草、接骨木、珊瑚花、排风藤、铁篱笆，中药名，有抗菌消炎、清热解毒、祛风除湿、活血止痛、通经接骨等功效，用于治疗各种炎症性疾病、风湿关节痛、腰腿痛、疮疡肿毒肺炎、阑尾炎、急性蜂窝组织炎、肿瘤、跌打损伤、骨折等。

——晋·陈延之《小品方》

水银膏

【主治】瘑[①]癣疥恶疮方。

【组成】水银 矾石 蛇床子 黄连各二两

【用法】四物捣筛，以腊月猪膏七合，并下水银，搅万度，不见水银，膏成。傅疮，并小儿头疮良。

【注释】

①瘑疮（guōchuāng）：生于手足间的疽疮。明·李时珍《本草纲目·主治二·诸疮上》："瘑疮生手足间，相对生，如茱萸子，疼痒浸淫，久则生虫。"《医宗金鉴·外科心法要诀·瘑疮》："瘑疮每发指掌中，两手对生茱萸形，风湿痒痛津汁水，时好时发久生虫。"

——晋·陈延之《小品方》

腻粉膏

【主治】风邪热毒客搏皮肤，身体生疮，痒痛无时，及大疥作疮，焮①赤疼痛，浸淫侵展，肌汁不绝。拔热毒，止疼痛，生肌肉，敛疮口，神效。

【组成】猪脂炼六两 松脂半两 腻粉 胡粉 黄连为末 甘草为末各一两

【用法】上件药，先以猪脂煎松脂，次入黄蜡二两，滤去渣，次下腻粉并四味，搅匀，倾于瓷器中。每用药，少许涂之，日三四易。

【注释】

①焮（xìn）：发炎红肿。

——宋·《太平惠民和剂局方》

援生膏

【主治】诸般恶疮，及瘰疬鼠瘘才起者。点破即愈。

【组成】血竭 乳香 没药各一钱 蟾酥 轻粉各三钱 雄黄五钱 麝

香五分

【用法】上用荞麦稭灰，或真炭灰一斗三升，淋灰汤八九碗，用栗柴或桑柴文武火煎作三碗，取一碗收留，二碗盛于好磁器内，候温，将前七味药研为极细末，入灰汤内，用铁瓢或桑柳枝搅，再以好风化石灰一升，入药灰汤内，搅匀，取出候冷过宿，盛于小白磁罐内。凡遇诸恶疮，点在当头，一日二次，次日又一次，疮头食破约五分，血水出为妙。恐日久药干，将前收留灰汤入之。

——明·孙一奎《赤水玄珠》

将军铁箍膏

【主治】诸恶毒疮，红肿突起，用药箍疮，四围不令滋蔓走疰毒气。

【组成】南星 大黄 苍耳根 盐霜 白梅各一两 白及 白蔹 防风 川乌各半两 草乌 雄黄各三钱

【用法】上为细末。先以苍耳根、霜梅捣烂，和余药调成膏，如干，入醋调得所，于疮四围用药作铁箍涂上，止留疮高突处，如药干，以鸡羽蘸水扫之，日换二三次，大妙。

——明·董宿原《奇效良方》

猪骨膏

【主治】诸疮口气冷不瘥。

【组成】猪筒骨①二个，取髓松脂二钱，通明者，研 乳香另研 黄连去须，为末 白及研末，各一分 铅丹别研 黄蜡各半两

【用法】上捣研，熔蜡和为膏。不拘时傅之。

【注释】

①猪筒骨：一般是指猪后腿的腿骨，骨头比较粗大，中间有

洞，可以容纳骨髓。猪筒骨两头大，中间小，骨中的骨髓含有很多骨胶原。

——明·董宿原《奇效良方》

乳香膏

【主治】诸疮痛，久不瘥。

【组成】乳香一两，另研　食盐　松脂　杏仁去皮、尖，研，各一两半　黄蜡三两　生地黄取汁，三合　白羊肾胰脂半斤

【用法】上先熬脂令沸，下杏仁、地黄汁、蜡煎，候蜡熔尽，入香、盐、松脂煎，以柳篦搅令匀，稀稠得所，瓷盒盛。傅疮上，日三二度。

——明·董宿原《奇效良方》

万宝代针膏

【主治】诸恶疮，肿核赤晕，已成脓，不肯用针刺脓，此药代之。但用小针点破疮头，却贴上膏药，脓即自溃。此秘妙良方。

【组成】硼砂　血竭　轻粉各一钱半　金头蜈蚣一个　蟾酥半钱　雄黄一钱　片脑少许　麝香一字

【用法】上为细末，用蜜和为膏。看疮有头处，用小针挑破，以药些小在纸花上封贴，次早其脓自出。如腋下有要核儿，名暗疔疮，或有走核，可于肿处用针挑破，如前用之。忌鸡、羊、鱼、酒、面等物，吃白粥三日为妙。

——明·董宿原《奇效良方》

乌金膏

【主治】一切恶疮。

【组成】桑枝　槐枝　榆枝　枸杞枝　桃枝　柳枝

【用法】上各长一尺，粗如小指，俱一寸截，劈四破，用油四两，炒令焦黑，滤去滓，入铅丹半两，蜡一两，复熬令黑色，倾在磁合内，候冷，以新汲水浸出火毒，用涂疮。

——明·董宿原《奇效良方》

熊胆膏

【主治】一切恶疮。

【组成】熊胆一钱，研　腻粉半分　雄黄研　麝香研，各半钱　槟榔研，一字

【用法】上研匀，于腊日用猪胆一个，取汁和药，仍入在胆内，用绵绳系定，揉匀，以松明黑焰熏遍黑，挂于阴处。如恶疮有指面大者，用如黍米大贴之；如钱大者，用如绿豆大贴之。恐药干难贴，薄以津唾调如稀糊涂之，仍用薄桦皮盖贴，以帛子系之，药不可多用。

——明·董宿原《奇效良方》

水银膏

【主治】月蚀疮，多在两耳上及窍傍，随月盈虚。

【组成】水银一分　胡粉研　松脂　黄连去须，为末，各半两　猪脂四两

【用法】上先熬猪脂令沸，下松脂诸药末及水银，搅令匀，瓷盒盛。先以盐汤洗净疮，涂傅，日三五度。

——明·董宿原《奇效良方》

消毒膏

【主治】五发恶疮，消肿散毒。

【组成】黄芪　当归　川芎　杏仁　白芷　白蔹　零陵香①　槐白皮②　柳枝嫩者　木鳖子仁　甘松③各半两　乳香　没药各三钱　麝香　朱红　朱砂各半钱　黄丹炒紫色　黄蜡各半斤　芝麻油一斤　轻粉一钱

【用法】上将药锉碎，油浸七日，木炭火上煎杏仁焦色，滤去滓，下黄蜡，候熔开，出火下丹，急搅百十转，下乳、没、麝等六味，不住手搅至凝，瓷器内收贮。白光绢摊贴之。

【注释】

①零陵香：香草名。

②槐白皮：祛风除湿，消肿止痛。

③甘松：理气止痛，醒脾健胃。

——明·董宿原《奇效良方》

乌龙德生膏

【主治】一切恶疮肿毒，及治小儿脾癖①坚硬等疾。

【组成】黄芪 青木香 连翘 木鳖子去壳、油 玄参 生地黄 桃仁去皮、尖 金银花 防风 川芎 白芷 羌活 白及 白蔹各二两，乱发一握，烧灰 蓖麻子三百枚，去壳 桂花头半两 五香连翘散 人参败毒散 复元通气散 十奇内补排脓散各半两，一贴

【用法】上将前药㕮咀，用小油三斤半，入铁锅内，先浸五日，却用慢火煎至药黄黑色，以槐柳条一握不住手搅，再用重绢滤去滓，秤净油三斤；先将黄丹一斤半炒黑色，下小油一处，于慢火上再熬得所，滴入水中不散成珠，下后药：雄黄 血竭 乳香 密陀僧 没药 轻粉 龙骨 枫香（各半两） 麝香（一钱） 加苏合油（半两，甚妙）

上研为细末，入前膏内化开，搅千余遍，令匀。又试水中得所，成膏药可摊为度。如坚，少加小油；如软，加黄丹。须要搅匀成膏。切忌鸡、犬、妇人、孝子见，须诚心静意修合。如小儿诸癖、脾疳等证，量病坚硬大小，用纸或绯绢摊贴，候药力尽，自脱下，再换。小儿疳泻痢证，贴在肚上；咳嗽贴脊梁中心，其

病自愈。

【注释】

①癖：饮水不消的病。

——明·董宿原《奇效良方》

摩风膏

【主治】摩风止痒，消肿定疼。治头面唇鼻诸疮，肌肉裂破。

【组成】当归 去芦 白芷 杏仁去皮、尖 桃仁去皮、尖 藿香去土 檀香 零陵香 川芎各三钱 沉香 木香 白附子 天麻 独活 白及 白蔹各一钱半 黄芪去粗皮，一两一钱 防风 茅香 白芍药 甘草各二钱半 木通二钱 栝楼瓢锉，一个 龙脑四钱，研 黄蜡夏十二两半，冬九两半

【用法】上锉药，用清油二斤二两浸七日，净石器银器中慢火煎，候白芷微黄，绵滤去滓，于净瓷罐内密封，澄一宿，再滤过，于瓷碗中慢火再轻温熬动，次下黄蜡搅匀，放温，次下研细龙脑掺面，于瓷盒内盛。每用少许，摩擦患处。

——明·董宿原《奇效良方》

太乙灵应膏

【主治】诸般恶毒恶疮，并可外贴，内服一丸，如樱桃大，蛤粉为衣。各随几项饮子服之。亦治杖疮。

【组成】玄参 大黄 官桂 生地黄 白芷 赤芍药 血竭 乳香以上各半两 红花 黄柏 地榆 防风 没药以上各三钱 槐花 黄芩各二钱 猪牙 皂角三挺 羌活四钱 白胶香① 寄奴各四两 杏仁二十一枚，去皮、尖 当归尾一两

【用法】上锉碎，以香油一斤浸，春五、夏三、秋七、冬十日，浸毕，用文武火熬药，枯焦如炭，然后退火，令其自冷，将

粗布一幅滤去滓，将油再入锅内熬；先以黄丹十两，新瓦上炒丹紫色，研细；每熬油一沸，入丹二两，熬至五沸，入丹毕，前后俱用柳条搅之，待滴水中凝而不散方成膏，待药温用瓷器盛贮，下用水浸三两日，去火毒，然后摊贴患处。内服药引子，见神仙太乙膏下。

【注释】

①白胶香：枫香脂的别名，可入药。

——明·董宿原《奇效良方》

神仙太乙膏

【主治】八发痈疽及一切恶疮软疖，不论年月深浅，已未成脓，并宜治之。

【组成】玄参 白芷 当归 赤芍药 肉桂去粗皮 大黄 生地黄各一两

【用法】上锉碎，用麻油二斤浸，春五、夏三、秋七、冬十日，火熬黑色，滤去滓，入黄丹一斤，青柳枝不住手搅，候滴水中成珠不粘手为度，倾入瓷器中，以砖盖口，掘窖子埋阴树下，以土覆三日，出火毒。欲服，丸如鸡头大。

——明·董宿原《奇效良方》

透骨金丝万应膏

【主治】疮肿。

【组成】木鳖子 牛膝研，各一两 自然铜 紫花地丁切 白龙骨研 当归各半两 川乌三粒，切破 蓖麻子二两，切碎 金刚骨①九钱，切

【用法】以上药用小油一斤浸一宿，慢火煎，后入桃、柳、槐枝同熬，药焦，绵滤去滓，入黄丹六两，熬二沸，次入：白胶香（半两）乳香（一两）雄黄 白丁香 密陀僧 没药（各一钱）

上研细，同熬匀，再以绵滤过，看硬软，取之收贮。用时随疮大小，纸上摊贴。

【注释】

①金刚骨：指枣木作的杵臼。

——明·董宿原《奇效良方》

白龙膏

【主治】五发恶疮，及汤泼火烧，冻破溃烂。止痛生肌，清血脉，消毒散肿，通气脉，如神，可无瘢痕。

【组成】白薇 白蔹 白芷 桑白皮 黄芪 商陆根 柳白皮各一两 乳香二两，研 轻粉半两，研 定粉半斤，研 黄蜡半斤，研 杏子油一斤，如无，麻油代之

【用法】上药锉，油内揉浸三日，于木炭火上煎白芷黄色，滤去滓，于油内下黄蜡、乳香，候熔开，出火再滤，候微冷，下轻粉，急搅至冷，瓷器收。每用绯绢摊贴。

——明·董宿原《奇效良方》

水晶膏

【主治】疔疮、背疽、瘤疽、奶痈、丹毒、杖疮等疾。

【组成】好白油单纸十张，每张剪作八片 黄连一两，去须，切细

【用法】上用水两碗，砂锅以黄连煎至一碗半，先下油单纸五张，又续下五张，同煎五七百沸，汤耗旋添，不得犯铁器，漉起，擦去黄连滓屑，焙干。如疮破有脓，将药花旋松贴；如杖疮，约度大小，恰将剪贴，不可过大；先将周回剪下油纸烧灰，热酒调，嚼生姜汤下，次贴药。

——明·董宿原《奇效良方》

十香膏

【主治】风毒疮肿，痛疽于赘，瘤瘿。

【组成】沉香锉　檀香锉　郁金锉　松香　丁香锉　木香研　龙齿①研　苏合　香白　胶香研　薰陆香各半两　麝香一分　黄丹六两　麻油一斤

【用法】上先将沉、檀、郁金、丁、松五味油内浸七日，入铛中，以少炭火温养五日，后用武火煎二三十沸，漉去香，绵滤过，净拭铛，却下油于内，下丹，以柳木枝不住手于火上搅，候色黑，滴水中如珠，软硬得所，去火，入后木香等末六味入膏中，搅三五百遍，膏成，安瓷盒内。以软帛摊贴，日二换之。

【注释】

①龙齿：可分犬齿和臼齿，镇惊安神，清热除烦。

——明·董宿原《奇效良方》

太乙膏

【主治】疬子疮，神效。

【组成】没药四钱　麝香三钱　乳香　轻粉各二钱　片脑一钱　黄丹五两　清油一斤

【用法】上先将油、丹熬，以柳枝搅，又用憨葱七根，先熬一根，令焦，再下一根，葱尽为度，下火，不住手搅，看冷热，入脑等搅匀，瓷器盛。用时旋摊贴。

——明·董宿原《奇效良方》

五枝膏

【主治】一切恶疮肿毒等疾。

【组成】香油一斤　黄丹五两　槐枝梧桐枝　柳枝　桑枝　桃枝锉，长一寸，各一两

【用法】上先将油同枝入锅内，文武火煎众药黑色，滤去

滓，次下黄丹，不住手搅，候黑色，收瓷器内。绢帛摊贴。

——明·董宿原《奇效良方》

司马温公解毒膏

【主治】诸疮及杖疮，宜贴之。

【组成】杏仁四十八个 蓖麻子三十四个 巴豆一十四个 木鳖子二十四个，去壳 槐枝四指长，四两 柳枝二两 桃枝三两 乳香三钱 黄丹春秋用三两半，夏用四两，冬用三两 麻油半斤

【用法】上将油入锅内，下药熬焦黄色，绵滤去滓，再熬，滴水中成珠不散为度，下乳香末搅匀。每用纸摊贴。

——明·董宿原《奇效良方》

无比神应膏

【主治】诸般恶毒疮肿，发背瘤疽，瘰疬臁疮，脚气，打扑伤损，刀斧伤，汤浇火烧，马、犬、蛇、虫、蜈蚣、蜂、蝎咬伤；多年咳嗽，口内吐血，贴背取毒愈；心疼腹痛，小肠疝气，赤白痢泄不止，于脐下贴即痊；牙疼贴腮上；止肉溃流脓，顽癣、腰痛、奶痈、瘫痪、杖疮，重者再贴即安。

【组成】白及 白蔹 白芷 木鳖子仁 官桂 杏仁 当归 柿花（或桂花） 乳香 没药各一两 苏合香一丸 黄丹二斤半 真麻油五斤 槐柳枝各半斤

【用法】上锉碎，除乳香、没药、黄丹、苏合香丸另研外，其余药于油内浸，春秋五日，夏三日，冬十日，遇冬减黄丹二两，新铁锅内浸至日期，用文武火熬，一顺搅槐柳枝黑色，去滓待温，下乳、没、苏合香丸再熬，不住手搅，微滚三两沸，放温，一面搅，一面下黄丹，文武火熬滚，起出火，再滚，如此五七次，不住手搅至数千次，烟尽黑色为度，滴水中不散方可，

切不可用火。辰日熬，忌鸡、犬、妇人见。

——明·董宿原《奇效良方》

水银膏

【主治】月蚀疮多在两耳及窍边，随月盈虚。

【组成】水银二钱半　黄连末　胡粉　松脂各半两　猪脂四两

【用法】上先熬猪脂令沸，入松脂诸药，及水银，搅令匀，磁器收，先以盐汤洗净，徐上，日三五度。

——明·孙一奎《赤水玄珠》

清凉膏

【主治】治一切疮疡，脓去后用之。

【组成】当归二两　白芷　白及　木鳖子去壳　黄柏　乳香　白蔹　白胶各五钱　黄丹净，五两　麻油十二两

【用法】上入油煎黑，去粗，入黄丹，以槐柳枝不住手顺搅，再煎成膏，乃下乳香等药。

——明·孙一奎《赤水玄珠》

珍珠象牙膏

【主治】论顽疮恶毒，年久不愈，以有附骨在内，先用贝母煎浓汤洗净，刮去腐肉，用到拨去附骨，或用蜣螂脑子五六个，捣烂敷上，其骨即出。然后用人言五厘。研细末，入黄铜灯盏内，用好醋一小钟，慢火熬干，收起，过三日，即生出铜绿来，研极细，用翎蘸药扫疮上，即痛出水，腐肉去净，然后用后药。

【组成】珍珠用豆腐一块，切两片，将珠铺在内，两片合住缚定，入水煮三炷香为度，研细末一钱　象牙末一钱　天花粉末五分　官粉末一钱　白蜡一钱　香油五钱

【用法】上共合一处，入碗内，重汤煮化，澄成膏，纸摊，

贴患处，神效。

冲和膏

【主治】一切疮肿，不甚焮热，积日不消。

【组成】紫荆皮炒，五两 独活去节，炒，三两 赤芍药炒，二两 白芷 菖蒲各一两

【用法】上为末，葱头煎汤调搽。

——明·张景岳《景岳全书》

麦饭石膏

【主治】疮疽初起，先以麦饭石膏涂之，俟①疮根渐收，即敷神异膏敛之。但麦饭石膏难于修合，用神异膏亦效。

【组成】白麦饭石炭火煅，醋淬数次，研极细，二两。据《本草》所载，凡石如饭团，粒粒粘结成块者即是，皆可用也 鹿角生取带脑骨者，断之，用炭火烧烟尽，研极细四两

【用法】上用米醋调和，入砂器煎，以竹片不住手搅熬成膏。先用猪蹄汤洗患处，以鹅翎拂涂四围，干则以醋润之，若腐烂者，用布帛摊贴之。李氏曰：麦饭石膏治发背痈疽神妙，惜世罕知。有患痈不溃而危者，全用此膏，一夕顿溃。凡疽得脓，其毒始解，或有不溃者，须用此膏，故录之俾精择修合，以取十全之功也。尝见世间医者，每有妙方，秘而不传，或更改以惑人，诚可恶也。余思西华麦饭石膏守死不传，其立心私刻，君子鄙之矣。

【注释】

①俟：等待。

——明·张景岳《景岳全书》

69

代针膏

【主治】疮疡脓熟不溃。

【组成】乳香二分 白丁香细直者是 巴豆炒焦 碱各五分

【用法】上为末，热水调点疮头上，常以碱水润之，勿令其干。

——明·张景岳《景岳全书》

藜芦膏

【主治】一切疮疽胬肉突出。

【组成】不问大小长短，用藜芦一味为末。

【用法】以生猪脂和研如膏涂患处，周日易之。

——明·张景岳《景岳全书》

白花蛇膏

【主治】诸风癞①疾，遍身生疮。

【组成】白花蛇肉四两，酒浸 天麻七钱 荆芥 薄荷叶各三钱

【用法】上为细末，用好酒二升，蜜四两，以银磁器熬成膏。每温服一酒杯，日三次，煎饼压下，于暖处发汗效。

【注释】

①癞：麻风病；癣疥等皮肤病。

——明·张景岳《景岳全书》

加味太乙膏

【主治】一切疮疡并宜贴之。先用隔蒜炙，更服活命饮以收全功。

【组成】当归 生地黄 芍药 玄胡 大黄各二两 加甘草四两

【用法】用麻油二斤煎，丹收。

——明·张景岳《景岳全书》

景岳会通膏

【主治】凡诸痛毒、痞块、风气，骨节疼痛，无所不治。

【组成】大黄 木鳖仁 当归 川芎 芍药 生地 麻黄 细辛 白芷 防风 荆芥 苍术 羌活 川乌 甘草 乌药 南星 半夏 香附 官桂 苍耳 骨碎补 草乌 艾叶 皂角 枳壳 三棱 蓬术 萝卜子 水红花子① 巴豆 五倍 独活 桃仁 苏木 红花 续断 连翘 栀子 苦参 槐花 皂刺 干姜 蓖麻子 透骨草晒干 穿山甲 全蝎 僵蚕 蜂房各一两 蛇蜕一大条 蜈蚣十四根 蛤蟆三只 血余②一团 独蒜③四头

【用法】上五十四味，用麻油五斤，浸三日，先煎血余、蓖麻、大鳖、桃仁、巴豆、蛤蟆、独蒜、待半枯，然后入余药煎黑，去滓丹收，后下细药十味。

【注释】

①水红花子：蓼科植物红蓼的干燥成熟果实，有化痞散结、清热止痛功能。

②血余：人的头发。

③独蒜：当我们把大蒜的蒜皮剥开，通常可以看到许多小蒜瓣。一个大蒜一般含有四五个，甚至十来个蒜瓣。可是，有时剥开后里却只有一个蒜瓣，这就叫独瓣蒜。

——明·张景岳《景岳全书》

神异膏

【主治】痈疽疮毒及收口甚效，此疮疡中第一方也。

【组成】麻油二斤 黄丹十二两 黄芪 杏仁 玄参各一两 蛇蜕半两 男发如鸡子团 蜂房子多者佳，一两

【用法】上先以黄芪、杏仁、玄参入油煎至将黑，乃入蛇蜕、蜂房、乱发，再煎至黑，去渣，徐徐下丹慢火煎收，黄丹不

必拘数，但以得中为度。凡膏药用久，必至老硬，煎时预留嫩膏少许，如硬，量和之。

——明·张景岳《景岳全书》

朱砂膏

【主治】一切顽疮破疮，杖疮痈疽，发背破伤者，最妙最佳。

【组成】麻油一斤　飞母六两　水银一两　朱砂佳者一两半飞　好黄蜡四两

【用法】先下油熬数沸，下鸡子二枚，敲开连壳投之，熬焦捞去子，退火俟油定，下水银五钱，再加微火搅熬饭顷，即入丹渐收成膏，后下黄占再搅，候大温，下极细好朱砂一两五钱搅匀，磁罐收贮。

——明·张景岳《景岳全书》

神效当归膏

【主治】一切发背疮疡，汤火疼痛等证，去腐肉，生新肉，其效如神。凡洗拭换膏，必须预备即贴之，新肉畏风故也。如用白蜡尤好。此药生肌止痛，补血续筋，故与新肉相宜。

【组成】当归　生地黄　黄蜡各二两，白蜡当减半　麻油六两

【用法】上先将当归、地黄各一两入油煎黑去渣，又将二味各入一两煎至微焦，复去滓，乃入蜡溶化，候冷搅匀即成膏矣。用涂患处，以纸盖之，如有死肉，须用利刀剪去，则生肌尤速。

——明·张景岳《景岳全书》

密陀膏

【主治】此膏治臁湿诸疮，风漏等证神效。凡治疼痛，先以葱、姜擦患处，然后贴之。

【组成】密陀僧六两 桐油（熬至黑为度）一斤 官粉二两

【用法】先用密陀僧一二斤打碎，将童便煮之，觉其浊性去而童便气清乃可止矣。用便煮过则贴疮不痛。晾干，研极细如面候用。用桐油不拘几斤，熬至将黑为度，每熟油一斤，用陀僧六两收之，于将成膏之顷取起，离火候稍凉，谅膏多少，入冷水数碗徐搅之，恐其泛出，俟少定，即逼去其水，再上火熬化，复入水数碗搅逼如前，或三次更妙，然后熬净其水，每油一斤，再入官粉二两熬收，其色方黑。凡熬此者，铜锅须大方可用。

——明·张景岳《景岳全书》

八仙红玉膏

【主治】诸疮。

【组成】龙骨 赤石脂 儿茶 血竭 没药 乳香各一钱 轻粉五分或一钱 冰片二分

【用法】上用麻油二两，入当归五钱煎枯去滓，入龙、石、茶、蝎四味，再煎一二沸，次入乳、没略煎匀后，入黄占五钱溶化，冷定入轻、冰摊贴。

——明·张景岳《景岳全书》

碧油膏

【主治】止痛排脓，灸后宜用之。

【组成】桃枝 柳枝 桑枝 槐枝各二两 乳香另研 血竭各五钱 黄丹四两,净

【用法】上用麻油十两煎，膏成后下乳香、血竭。

——明·张景岳《景岳全书》

长肉膏

【主治】用于长肉无痕。

【组成】人参 黄芪 当归 夜合树皮① 玄参各一两 血余三两 老鼠一个 细药：血竭 龙骨 赤石脂 白腊各五钱

【用法】上用麻油一斤煎，飞丹收。

【注释】

①夜合树皮：合欢的干燥树皮。解郁安神，活血消肿。用于心神不安，忧郁失眠，肺痈疮肿，跌扑伤痛。

——明·张景岳《景岳全书》

参术膏

【主治】疮疡中气虚弱，诸药不应，或因用药失宜，耗伤元气，虚症蜂起，但用此药补其中气，诸症自愈。

【组成】人参 白术等分

【用法】用水煎膏，化服之。一方用白术一斤，人参四两，切片，以流水十五碗浸一宿，桑柴文武火煎取浓汁，再用重汤熬膏，入真白蜜收之，每以白汤点服。

——明·张景岳《景岳全书》

洪宝膏

【主治】痈肿，金疮，焮红发热，疼痛。

【组成】天花粉三两 赤芍二两 白芷 姜黄各一两

【用法】上为细末，茶调敷之。此药一凉而已，能化血为水，凉肌生肉，去死肌烂肉，及能破血退肿，又能止痛出脓。或用三分姜汁，七分鸡清调敷，能使血退。姜汁性热，能引血潮，故血破散而后成脓。如热盛疮毒，恐随干又痛，赤肿不消者，用鸡清调敷，取其难干。如汤烧，疗亦同也。

——明·龚廷贤《寿世保元》

隔纸膏

【主治】脚前胫上生疮，肿痛，顽毒溃烂，久不已。

【组成】枯矾三钱　密陀僧三钱　龙骨煅，二钱　黄丹水飞，三钱

【用法】上用油纸将布针刺孔，桐油调掺上，贴患处。

——明·龚廷贤《寿世保元》

神效万灵膏

【主治】诸疮肿毒，及诸病等证，神效。

【组成】当归　川芎　赤芍　生地黄　熟地　黄防风　羌活　独活　连翘　山栀　黄连　大黄　玄参　苦参　白芷　五倍子　两头尖　皂角　桔梗　白及　白蔹　红牙大戟　山慈菇　天花粉　官桂各六钱　蓖麻子六十个　木鳖子四十个　杏仁四十个　巴豆肉四十个　穿山甲十片

【用法】上锉散，用真麻油二斤四两，发余四两，入药浸，春秋三日，夏二日，冬五日，油药放铁锅内，文武火熬，用槐柳枝长寸许，各三十根，同熬焦色，用麻布滤去渣，再放油锅内熬，滴水成珠不散。倾出瓶内，秤准油二斤，下山东黄丹一斤，松香二两，姜汁煮过黄蜡二两，桐油三两，熬至不老不嫩，冷了，下乳香、没药、血竭、孩儿茶、阿魏、百草霜各三钱，麝香五分或一钱，轻粉三钱，马齿苋膏三钱，俱为细末，药油将好投下，早了恐泄药气，再熬，不粘手为度。将膏药埋土内三四日，出火毒，瓷瓶内收贮。随意摊贴。倘膏嫩，加杭粉不拘多少，不粘手为度。

——明·龚廷贤《寿世保元》

代针膏

【主治】疮疡脓熟不溃。

【组成】乳香二分　白丁香　巴豆炒焦　碱各五分

【用法】上为末，热水调点疮头，干则常以碱水润之。

——清·华岫云《种福堂公选良方》

乌龙膏

【主治】此膏治一切诸毒，红肿赤晕不消者，用此药敷上，极有神效。

【组成】木鳖子_{去壳}，二两 草乌_{半两} 小粉_{四两} 半夏_{二两}

【用法】上四味于铁铫内，慢火炒焦，黑色为度，研细，以新汲水^①调敷。一日一换，自外向里涂之，须留疮顶，令出毒气。

【注释】

①新汲水：刚刚打出来的井水。

——清·吴谦等《医宗金鉴》

陀僧膏

【主治】此膏专贴诸般恶疮，流注瘰疬，跌扑损破，金刃误伤等证，用之有效。

【组成】南陀僧_{研末}，二十两 赤芍_{二两} 全当归_{二两} 乳香_{去油}，_研，五钱 没药_{去油}，_研，五钱 赤石脂_研，二两 苦参_{四两} 百草霜_筛，_研，二两 银黝_{一两} 桐油_{二斤} 香油_{一斤} 血竭_研，五钱 孩儿茶_研，五钱 川大黄_{半斤}

【用法】上药，先将赤芍、当归、苦参、大黄，入油内煤枯，熬至滴水不散，再下陀僧末，用槐、柳枝搅滴至水将欲成珠，将百草霜细细筛入搅匀，再将群药及银黝筛入，搅极匀，倾入水盆内，众手扯千余下，再收入磁盆内，常以水浸之。

——清·吴谦等《医宗金鉴》

亚圣膏

【主治】此膏治一切破烂诸疮，并杨梅结毒，贴之甚效。

【组成】象皮一两 驴甲（即悬蹄）一块 鸡子清三个 木鳖子七个 蛇蜕二钱 蝉蜕四钱 血余三钱 穿山甲六钱 槐枝 榆枝 艾枝 柳枝 桑枝各二十一寸 黄丹 黄蜡 麻油各三斤

【用法】上将药浸七日，煎如常法，滤去渣。每净油一斤，入黄丹七两，煎成膏，入黄蜡五钱化匀。再加血竭五钱、儿茶三钱、乳香三钱、没药三钱、煅牡蛎五钱、五灵脂五钱，上五味研极细末，入膏内成膏，出火摊贴。

——清·吴谦等《医宗金鉴》

绛珠膏

【主治】此膏治溃疡诸毒，用之去腐、定痛、生肌，甚效。

【组成】天麻子肉八十一粒 鸡子黄十个 麻油十两 血余五钱 黄丹水飞，二两 白蜡三两 血竭三钱 朱砂二钱 轻粉三钱 乳香三钱 没药三钱 儿茶三钱 冰片一钱 麝香五分 珍珠三钱

【用法】上将麻油炸血余至焦枯；加麻子肉、鸡子黄，再炸枯去渣；入蜡候化，离火少时，入黄丹搅匀，再加细药和匀，收用摊贴。

——清·吴谦等《医宗金鉴》

化腐紫霞膏

【主治】此膏善能穿透诸毒。凡发背已成，瘀肉不腐及不作脓者，用此膏以腐烂瘀肉，穿溃脓毒，其功甚效。

【组成】金顶砒五分 潮脑一钱 螺蛳肉用肉，晒干为末，二两 轻粉三钱 血竭二钱 巴豆仁研，用白仁，五钱

【用法】上各为末，共碾一处，磁罐收贮。临用时用麻油调

搽顽硬肉上，以棉纸盖上，或膏贴俱可。

——清·吴谦等《医宗金鉴》

白膏药

【主治】此膏专贴诸疮肿毒，溃破流脓，神效。

【组成】净巴豆肉十二两　蓖麻子去壳，十二两　香油三斤　蛤蟆各衔人发一团，五个　活鲫鱼十尾

【用法】先将巴豆肉、蓖麻子入油内浸三日，再将蛤蟆浸一宿。临熬时入活鲫鱼，共炸焦，去渣净，慢火熬油滴水成珠，离火倾于净锅内；再加官粉二斤半，乳香末五钱，不时搅之，冷定为度。用时重汤炖化，薄纸摊贴。

——清·吴谦等《医宗金鉴》

元珠膏

【主治】此膏治肿疡将溃，涂之脓从毛孔吸出。已开针者，用捻蘸送孔内，呼脓腐不净，涂之立化。

【组成】木鳖子肉十四个　蟹螯八十一个　柳枝四十九寸　驴甲片三钱　草乌一钱　麻油二两

【用法】上药浸七日，文火炸枯，去渣，入巴豆仁三个，煎至黑，倾于钵内，研如泥，加麝香一分，搅匀入罐内收用。

——清·吴谦等《医宗金鉴》

莹珠膏

【主治】此膏治溃疡，去腐、定痛、生肌，并杨梅疮、杖、臁疮、下疳等证。

【组成】白蜡三两　猪脂油十两　轻粉末，一两五钱　樟冰末，一两五钱

【用法】先将白蜡脂油溶化，离火候温，入轻粉樟冰搅匀候稍凝；再入冰片末一钱，搅匀成膏，罐收听用。凡用先将甘草、

苦参各三钱，水煎，洗净患处，贴膏。杖疮用荆川纸摊极薄贴之，热则易之，其疔瘰即散，疼痛立止。杨梅疮加红粉二钱。顽疮、乳岩，加银朱一两。臁疮，加水龙骨三钱，或龙骨四钱。

——清·吴谦等《医宗金鉴》

神效当归膏

【主治】此膏敛口生肌，拔毒止痛，并诸疮毒气壅盛，腐化成脓。

【组成】当归　黄蜡各一两　麻油四两

【用法】上将当归入油煎令焦黑，去滓，次入黄蜡，急搅化放冷，以磁器收贮，用时以旧绢布摊贴。一方用白蜡。

——清·吴谦等《医宗金鉴》

清热活血化毒膏

【主治】皮肤疮疡。

【组成】乳香五分　苍耳子五分　甘草五分　冰片少许

【用法】加入黄连膏两钱，共捣烂合膏。外敷。

——《慈禧光绪医方选议》

大戟膏

【主治】一切恶疮及诃毒痛不可忍者，其效如神。不痛者敷之亦愈，阴疽尤数相宜。

【组成】真红芽大戟

【用法】真红芽大戟（查药物备要便知）用整枝的，温茶洗净去心嚼融敷之，立刻止痛而愈。再发，再敷收功。嚼时药汁不可吞下。

——清·鲍相璈《验方新编》

马苋膏

【主治】疮毒日久，脓水不止，肿痛不已，大有神效。

【组成】马齿苋

【用法】马齿苋（又名瓜子菜）捣烂厚敷，数日即愈。初起未久敷之反不见功。

——清·鲍相璈《验方新编》

大蒜膏

【主治】恶疮肿痛，叫号不眠。

【组成】独头蒜

【用法】独头蒜数颗捣烂，麻油拌和、厚敷疮上，干又换敷，毒消痛止，无不神效。

——清·鲍相璈《验方新编》

肥皂膏

【主治】一切无名恶毒。

【组成】生肥皂

【用法】生肥皂（去子弦与筋）捣烂，好醋和敷立愈，不愈再敷，奇验无比。

——清·鲍相璈《验方新编》

凤仙膏

【主治】对口、发背、鱼口、便毒及一切无名肿毒，并瘰疬初起，其效如神。

【组成】指甲花

【用法】凤仙花（俗名指甲花），连根洗净，风干，捶取自然汁入铜锅内（忌勿器），不用加水，尽原汁奥抽敷患处，一日一换。诸毒初起，虽肿大如碗，二三次即消。已破者勿用。

——清·鲍相璈《验方新编》

鲫鱼膏

【主治】诸疮肿毒溃破流脓，并治脚生鸡眼，俱极神效。

【组成】巴豆肉 蓖麻子肉 香油 蛤蟆 活鲫鱼 铅粉 乳香末

【用法】净巴豆肉六两，蓖麻子肉六两（去壳），香油一斤半，蛤蟆二个（每个衔人发一团），活大鲫鱼五条，先将巴豆肉、蓖麻子入油内浸三日，再将蛤蟆浸一宿，临熬时，入活鲫鱼，共熬枯去渣净，慢火熬油滴水成珠，离火倾于净锅内，再加铅粉二斤半，乳香末五钱，不时搅动，冷定为度。用时重汤炖化，薄纸摊贴。永戒食蛤蟆。乳岩及一切色白阴疽忌用。

——清·鲍相璈《验方新编》

蛤蟆膏

【主治】一切无名肿毒、大小疮疖或腿肿湿气，俱贴患处。并治大人小儿食积、痞块、疳疾、身瘦壮大、俱贴肚脐上，痞块贴患处，百发百中，其效如神。疮毒无论已成未成俱效。

【组成】真小磨麻油 槐树枝 铅粉 癞蛤蟆

【用法】真小磨麻油十两，槐树枝（青而肥嫩者）三尺三寸，铅粉四两（临用须晒极干过筛），大癞蛤蟆一个（癞多者佳，小则二个，要数月前预取，阴干，眼红腹无八字纹者勿用），五月五日午时配合（平时亦可）。先将麻油熬滚，即用蛤蟆熬枯，将渣捞起，必须捞净，不然则贴之作痛，次下槐枝煎枯，亦须捞净，然后下铅粉，用大槐枝二根顺搅，微火慢熬，俟滴水成珠为度，取起用瓷器收贮，临用摊贴。若疮毒痛甚不及熬膏，即剥取癞蛤蟆皮（不用枯皮）贴上，皮自粘紧，即能拔脓生肌止痛，听其自落，不必揭动。此简便法也，终不如熬膏之妙。永戒食蛤蟆。又背部背痈方内及阴疽门内，各有蛤蟆拔毒之法，亦极效验。

——清·鲍相璈《验方新编》

蜈蚣膏

【主治】一切已破无名肿毒，无论久近轻重，贴之数日即能拔毒生肌，有起死回生之妙。交治毒蛇、疯犬及百虫咬伤，俱极神效。

【组成】蜈蚣 土木鳖子 真小磨麻油 黄丹

【用法】大蜈蚣长四五寸者八条，小者用二十条，土木鳖子二十四个，真小磨麻油一斤，将蜈蚣、木鳖放麻油内泡三日，用文武火熬起青烟，将渣捞净（不净贴之作痛），加入黄丹四两，用柳枝不住手搅动，熬至滴水成珠，用罐收贮，浸冷水中数日拔去火毒，用时以布摊贴。

——清·鲍相璈《验方新编》

绿云膏

【主治】治疔疮已破脓尚未尽及一切无名肿毒，贴之立能拔脓散毒，消肿止痛，屡试如神。

【组成】真麻油 制松香 猪胆汁 铜绿

【用法】真麻油三两（以蓖麻子四十九粒入麻油内熬枯，去蓖麻子不用，要沥尽渣，不净贴之作痛），制松香八两，大猪胆汁三个，铜绿二两（研细）。先将松香放铜锅内，火上溶化，再下各药熬匀，捣千余下烘融，放水中用手扯拔百余遍，愈拔其色愈绿。收瓦垒钵内，用时以油纸摊贴。

——清·鲍相璈《验方新编》

绿蜡膏

【主治】已破一切无名肿毒日久不愈者，敷之数日即能生肌收功，百发百中。

【组成】黄蜡　白蜡　铜绿　真小磨麻油

【用法】黄蜡六钱，白蜡四钱，铜绿五钱，真小磨麻油二两，先将麻油熬至滴水成珠，再将各药加入搅匀熬一二滚，用罐收贮，浸水中拔去火毒。用纸摊贴，少刻脓粘满纸，起去再换，日换数次自愈。

——清·鲍相璈《验方新编》

白花膏

【主治】专治恶疮痒极见骨者。

【组成】香油　青槐枝　陆续　黄醋　铅粉　制乳香　制没药　白花蛇　儿茶　潮脑　真麝香

【用法】香油一斤、青槐枝一百段、陆续入油熬极枯黑、去槐枝，沥尽渣，加黄醋一两斗，铅粉一两半离火微温，再下制乳香、制没药（制法见药物备要门），白花蛇（无则用乌梢蛇亦可）、儿茶各三钱，潮脑一两，真麝香一钱（少用亦可），共研极细末，加入搅拌成膏，浸水中三日拨出火气再停用。如一时制药有及，切忌手抓，用盐连疮头薄薄敷之，已破者用盐敷于四周。

——清·鲍相璈《验方新编》

咬头膏

【主治】疮毒肿胀不破甚效。

【组成】铜绿　松香　制乳香　制没药　杏仁　生木鳖　蓖麻子　巴豆　白砒

【用法】铜绿、松香、制乳香、制没药（制法见药物备要）。杏仁、生木鳖（研末）、蓖麻子（去壳）各一钱，巴豆二钱（不去油），白砒一分，共捣成膏为丸如绿豆大。每用一粒放疮头上。另用不拘何项膏药盖上，破即用茶洗净，分别症候，另用药治。孕妇胎前产后忌用。

——清·鲍相璈《验方新编》

摩风膏

【主治】面上或身上风热浮肿，痒如虫行，肌肤干燥，时起白屑，次后极痒，抓破时流黄水，或破烂见血，痛楚难堪。

【组成】麻黄 羌活 升麻 白檀香 白及 防风 归身 香油 黄蜡

【用法】麻黄五钱，羌活一两，升麻二钱，白檀香、白及、防风、归身各一钱、用香油五两、将上药浸泡五日，慢火熬枯去药，用绸沥尽渣，加黄蜡五钱，再熬数滚，启起冷透火毒听用。此膏抹搽十日必愈，屡试如神。此风热作痒第一方也。

——清·鲍相璈《验方新编》

万应紫金膏

【主治】此膏能治百病，凡男妇大小瘰疬、痰疬、对口、发背、乳痈、鱼口、便毒、臁疮、热疖、手足腰背疼痛，闪挫伤损及一切无名肿毒，俱贴患处。哮吼喘嗽贴心窝，泻痢贴脐眼，百发百中，功效无穷。

【组成】赤芍 当归 红花 黄芩 防风 荆芥 连翘 黄柏 僵蚕 蝉蜕 白芷 甘草 胎发 大黄 银花 蜈蚣 川乌 草乌 羌活 苍术 细辛 川椒 秦艽 乳香 没药 骨碎补 首乌 蛇床子 木鳖子 大风子 生南星 生半夏 猪油 麻油 桐油 黄丹 白蜡

【用法】赤芍、当归、红花、黄芩、防风、荆芥、连翘、黄柏、僵蚕、蝉蜕、白芷、甘草、胎发、大黄、银花、蜈蚣、川乌、草乌、羌活、苍术、细辛、川椒、秦艽、乳香、没药、骨碎补、首乌、蛇床子、木鳖子、大风子、生南星、生半夏，以上各五钱，用猪油、麻油、桐油各半斤，将前药浸入油内，如春、夏天浸三日，秋、冬浸七日，倾铜器内文武火熬至药色焦黑，取起滤渣再熬，加炒黄丹十两，用槐枝不住手搅匀，熬至滴水成珠，再加白蜡五钱，随即取起用槐枝搅匀，收入瓦罐，浸水中拔去火毒，用时以布摊贴。

——清·鲍相璈《验方新编》

燕鼠膏

【主治】瘰疬痰核，痈疽发背肿毒。

【组成】全蝎热水浸透，洗三次，晒干净，二两　白芷　黄连　黄柏　黄芩　当归　山甲各一两　生地　赤芍各五钱　官桂二两　海藻二两五钱，洗三次，晒干　番木鳖五钱，切碎

用麻油一斤四两，浸药五日，熬焦黑色去渣，将净油秤准，每油二两，用飞净黄丹一两，收滴水不散，先入白占一钱五分，黄占三钱，即下黄丹，再下杭粉一两，用桑枝不住手搅成膏，候冷入水浸三四日，再用文火溶化，再入：没药三钱，去油　阿魏三钱　麝香一钱　血竭二钱　朝南燕窝泥五钱　雄黄一钱　朱砂一钱　两头尖七钱　白升丹四钱

【用法】以上各药，为极细末，入膏内搅极匀，用时隔汤溶化摊贴，勿见火。

——清·华岫云《种福堂公选良方》

大红膏

【主治】痰核瘰疬，不分新久，未穿破者。

【组成】南星二两　银朱　血竭　消石　潮脑各三钱　轻粉　乳香各二钱　猫头骨一具，煅　石灰一两　大黄五钱，切片，同石灰炒红色，去大黄不用

【用法】上共为末，陈醋熬稠，调药敷核，三日一换，敷后绉皮，核不消者，另换紫霞膏贴之，其核自消。

——清·华岫云《种福堂公选良方》

痰核瘰疬膏

【主治】未穿破者，贴之即消。

【组成】猫头骨牙爪一付火煅存性　蜣螂虫炙　磁石醋煅，各五钱　乳香　没药各一钱，去油　生明矾五钱，入雄猪脚爪壳内，煅存性　海藻一两　大贝母一两　蓖麻子肉五钱

【用法】用麻油四两，同上海、贝、麻三味，熬至滴水不散，滤去渣，入乳、没再熬，将稠离火，乘滚入猫头、蜣螂、磁石、飞矾搅匀，炖冷水中出火气，乘软取起打条，临用摊贴，凡去渣后入细药时，仍用青州丹，少加松香黄蜡，看老嫩得宜，方入猫头等末，始易成膏，如已穿破，再取客厕梁上尘加入。

——清·华岫云《种福堂公选良方》

神效千捶膏

【主治】此膏专贴疮疡、疔毒初起，贴之即消。治瘰疬连根拔出，大人臁疮，小儿蟮拱头等证，并效。

【组成】土木鳖去壳，二个　白嫩松香拣净，四两　铜绿研细，一钱　乳香二钱　没药二钱　蓖麻子去壳，七钱　巴豆肉五粒　杏仁去皮，一钱

【用法】上八味合一处，石臼内捣三千余下，即成膏；取起，浸凉水中。用时随疮大小，用手捻成薄片，贴疮上用绢盖之。

——清·吴谦等《医宗金鉴》

万宝代针膏

【主治】诸恶疮肿核，赤晕已成脓，不肯用针刺，以此药代之。但用小针点破疮头，贴上膏药，脓即自溃。

【组成】蓬砂 血竭 轻粉各一钱半 金头蜈蚣一个 蟾酥五分 雄黄一钱 冰片少许 麝香一分

【用法】上为细末，用蜜和为膏，看疮有头处，用小针挑破，以药少许，放纸上封贴，次早，其脓自出，如腋下有耍孩儿，名暗疔疮，或有走核，可于肿处，用针挑破，如前用之。忌鸡、羊、鱼、酒、面等物，吃白粥三日为妙。

——清·华岫云《种福堂公选良方》

加味太乙膏

【主治】无名肿毒。

【组成】肉桂 白芷 当归 玄参 赤芍 生地 大黄 土木鳖各二两 上阿魏二钱 轻粉四钱 槐枝 柳枝各一百段 血余一两 东丹四十两 没药三钱 乳香五钱 麻油五斤

【用法】将药入油熬熟，滤过炼成膏，每油一斤，加丹六两五钱，夏秋再加五钱。

——清·华岫云《种福堂公选良方》

八仙膏

【主治】无名肿毒。

【组成】龙骨 赤石脂 儿茶 血竭 乳香 没药各一钱 轻粉五分或一钱 冰片二分

【用法】用麻油二两，入当归五钱，煎枯去渣，入龙、石、茶、竭四味，再煎一二沸，次入乳没，略煎匀，后入黄占五钱，溶化冷定，入轻冰摊贴。

——清·华岫云《种福堂公选良方》

蜜膏

【主治】治一切臁疮、痰疬、广疮、下疳，久不收口者。

【组成】松香一斤四两，醋葱汁煮过为末，筛净一斤 黄占 白占各一两 轻粉一两 乳香 没药 樟冰 象牙末炒 竹蛀屑 龙骨火煅 赤石脂醋煅 海螵蛸去壳 人中白煅 面粉炒，各五钱 儿茶三钱 血竭六钱 白蜜一两 桐油十三两

【用法】上十八味，先用松香溶化，次下桐油，次下黄、白二占，次下龙骨等药，次下轻粉，次下象牙末，次下乳没，次下樟冰，次下白蜜。

——清·华岫云《种福堂公选良方》

生肌收口膏

【主治】诸疮并下疳及轻粉毒。

【组成】乳香 没药各去油 儿茶 血竭 轻粉各一钱 寒水石 水龙骨各煅 韶粉各三钱 发灰 黄占 白占各二钱 麻油四两

【用法】将油先熬数沸下蜡，后下药末，用槐枝搅匀摊膏，先以防风、荆芥、苦参、黄柏、黄连、连翘、银花、甘草、槐花、绿豆粉各三钱，煎汤洗净其疮，然贴后之，一方有郁金一味。

——清·华岫云《种福堂公选良方》

蜗牛膏

【主治】治疗肿毒恶疮。

【组成】蜗牛

【用法】上捣烂，外敷患处，加雄黄少许尤妙。

——清·李文炳《仙拈集》

解毒乌龙膏

【主治】治疗诸毒高肿焮痛，赤晕不消。

【组成】木鳖子去壳，二两　半夏二两　小粉四两　草乌五钱

【用法】上于铁勺内慢火焙至黑色为度，研细，以新汲水调搽，一日一换。

——清·李文炳《仙拈集》

乌桕膏

【主治】治疔肿毒恶疮。

【组成】乌桕叶

【用法】捣如泥。敷患处。

——清·李文炳《仙拈集》

蟾灵膏

【主治】治疔肿毒。

【组成】蟾酥　石灰各等分

【用法】和匀，成小饼。贴疮头上，以膏盖之，即破。

——清·李文炳《仙拈集》

2. 疔疮

乌麻膏

【主治】诸漏恶疮，一十三般疔①肿，五色游肿，痈②疖③毒热，狐刺蛇毒，狂犬虫狼六畜所伤，不可识者，二十年漏，金疮中风，皆以此膏贴之，恶脓尽即瘥。止痛生肌，一贴不换药，惟一日一度拭去膏上脓，再贴之，至瘥乃止。

【组成】生乌　麻油一斤　黄丹四两　蜡四分，皆大两大升

【用法】上三味，以腊日前一日从午内油铜器中，微火煎之，至明旦，看油减一分，下黄丹消尽，下蜡令沫消，药成，至午时下之。惟男子合之。小儿、女人、六畜不得见之。

【注释】

①疔：疔是指发病迅速而且危险性较大的急性感染性疾病，多发生在颜面和手足等处。

②痈：痈是多个相邻的毛囊及其所属皮脂腺或汗腺的急性化脓性感染，或由多个疖融合而成。致病菌为金黄色葡萄球菌。中医称为疽。颈部痈俗称"对口疮"，背部底部开始。

③疖：由于内郁湿火，外感风邪，两相搏结，蕴阻肌肤而成；或由于在夏秋季节感受暑湿热毒之邪而生；或因天气闷热，汗出不畅，暑湿热毒蕴蒸肌肤，引起痱子，复经搔抓，破伤染毒而发。

——唐·孙思邈《备急千金要方》

夺命膏

【主治】专治疔疮石，始终皆大寒证。

【组成】当归尾—两　木鳖子去皮，五个　巴豆去壳，肥者二十三枚　桃枝寸许，一百一十茎　没药三钱　黄丹五两　蓖麻子去壳，二十个　粉霜半两　白及三钱半　乳香三钱　藁本半两　杏仁七十个　柳枝寸许，六十茎　芝麻油—斤

【用法】上件一处，先将桃柳枝下在油内熬焦，取出不用，次下其余药物，熬至焦黑，滤去滓，却将油澄清，上火令沸，旋旋入黄丹，熬成膏药，绯绢上摊之，立有神效，如寒证，去其疮，不任此药作痛，换柳枝膏贴，大抵膏药止，可卫护皮肤，行疮口上气血而已，使气血周流而无凝滞，乃上法也。即经络行，必无疼痛，易为痊瘳①矣。

【注释】

①痊瘳：痊愈。

——金元·李东垣《东垣试效方》

蟾蜍膏

【主治】丁疮[1]。

【组成】蟾酥

【用法】取蟾酥，以白面、黄丹搜作剂，丸如麦颗状。用指甲爬动疮上插入，重者针破患处，以一粒纳之，仍以水沉膏贴之。取蟾酥法，用癞[2]虼蚾于眉棱上，以手拔出酥，于油纸上或桑叶上，用新瓦盛下，然后插在背阴处，经宿则自干白。于鹅翎筒内盛之。

【注释】

①丁疮：即疔疮。疔疮是疮疡的一种，又名丁疮、丁肿、疔肿、疔毒、疵疮，是好发于颜面和手足部的外科疾患。

②癞：即疠风，亦称大风恶疾。

——金元·危亦林《世医得效方》

芫花根膏

【主治】治鱼脐疔疮，久治不瘥者。

【组成】芫花根二两　黑豆三合　猪牙　皂角五挺　白矾三两，煅，研细

【用法】上用醋一斗，将前三味先浸三日，于釜[1]中以火煎至二升，去滓，却入铛中，煎至一升，入白矾末搅令匀，去火成膏。但是鱼脐丹恶疮，摊于帛上贴，日二易之。

【注释】

①釜：古代的一种锅。

——明·董宿原《奇效良方》

巴膏

【主治】疔证初发项以上者。盖疔者，人丁疔之状，其形

小，其根深，随处可生。

【组成】象皮六钱 穿山甲六钱 山栀子八十个 儿茶令研极细末，二钱 人头发一两二钱 血竭令研极细末，一钱 硇砂令研极细末，三钱 黄丹飞 香油 桑、槐、桃、柳、杏枝各五十寸

【用法】上将桑、槐、桃、柳、杏五枝，用香油四斤，将五枝炸枯，捞出；次入象皮、穿山甲、人头发、炸化；再入山栀子炸枯，用绢将药渣滤去，将油复入锅内煎滚，离火少顷。每油一斤，入黄丹六两，搅匀，用慢火熬至滴水中成珠，将锅取起；再入血竭、儿茶、硇砂等末搅融，用凉水一盆，将膏药倾入水内，用手扯药千余遍，换水数次，拔去火气，瓷罐收贮。用时不宜见火，须以银杓盛之，重汤炖化，薄纸摊贴。

——清·吴谦等《医宗金鉴》

万应膏

【主治】凡挑疔根，先出紫黑血，再挑刺至鲜血出，以知痛为止。

【组成】川乌 草乌 生地 白蔹 白及 象皮 官桂 白芷 当归赤芍 羌活 苦参 土木鳖 穿山甲 乌药 甘草 独活 元参 定粉 大黄各五钱

【用法】上十九味，定粉在外，用净香油五斤，将药浸入油内。春五夏三，秋七冬十，候日数已足，入洁净大锅内，慢火熬至药枯，浮起为度。住火片时，用布袋滤去渣，将油称准，每油一斤，对定粉半斤，用桃、柳枝不时搅之，以黑如漆，亮如镜为度，滴入水内成珠，薄纸摊贴。

——清·吴谦等《医宗金鉴》

白膏药

【主治】疔疮，用此膏以托出疔根。

【组成】净巴豆肉十二两　蓖麻子去壳，十二两　香油三斤　蛤蟆各衔人发一团，五个　活鲫鱼十尾

【用法】先将巴豆肉、蓖麻子入油内浸三日，再将蛤蟆浸一宿。临熬时入活鲫鱼，共炸焦，去渣净，慢火熬油滴水成珠，离火倾于净锅内；再加官粉二斤半，乳香末五钱，不时搅之，冷定为度。用时重汤炖化，薄纸摊贴。

——清·吴谦等《医宗金鉴》

琥珀膏

【主治】疮顶干燥。

【组成】定粉一两　血余八钱　轻粉四钱　银朱七钱　花椒十四粒　黄蜡四两　琥珀末，五分　麻油十二两

【用法】将血余、花椒、麻油炸焦，捞去渣，下黄蜡溶化尽，用夏布滤净，倾入磁盆内，预将定粉、银朱、轻粉、琥珀四味，各研极细，共合一处，徐徐下入油内，用柳枝不时搅之，以冷为度。绵胭脂摊贴，红绵纸摊贴亦可。

——清·吴谦等《医宗金鉴》

黄连膏

【主治】疔疮，用此膏以托出疔根。

【组成】黄连三钱　当归尾五钱　生地一两　黄柏三钱　姜黄三钱

【用法】香油十二两，将药炸枯，捞去渣；下黄蜡四两溶化尽，用夏布将油滤净，倾入磁碗内，以柳枝不时搅之，候凝为度。

——清·吴谦等《医宗金鉴》

烟油膏

【主治】疔疮。

【组成】烟油

【用法】用烟杆中烟油，后敷四围，留头不敷，少刻疗破，出水而愈，奇效。如有红丝者，用烟油离丝三分处敷之，丝即不走。

——清·鲍相璈《验方新编》

3. 痈疽

大黄食肉膏

【组成】当归 川芎 白芷各二两 乌头一两 巴豆二十枚，去皮 松脂二两 猪肪二分

【用法】上七味，㕮咀，内膏中，微火合煎三沸已，内松脂搅令相得，以绵布绞去滓，以膏著绵絮兑头，大疮岁深兑之，脓自出，就兑尽，即生善肉。疮浅者不足兑，著疮中日三，恶肉尽即止。

——唐·王焘《外台秘要》

生肉黄芪膏

【主治】痈疽①发坏出血。

【组成】黄芪一两 芍药一两 当归一两 大黄 川芎 独活 白芷 薤白 生地黄各一两

【用法】上九味，切，猪膏二升半，煎三上三下膏成。绞去滓，敷兑疮中，摩左右日三。

【注释】

①痈疽（yōngjū）：毒疮，皮肤的毛囊和皮脂腺成群受细菌感染所致的化脓性炎。病原菌为葡萄球菌。

——唐·王焘《外台秘要》

生肉黄芪膏

【主治】痈疽疮。

【组成】黄芪 细辛 生地黄 蜀椒 当归 芍药 薤白 白芷 川

芎 丹参各一两 猪膏一升半，腊月者 甘草 苁蓉 独活 黄芩各一两

【用法】上十五味，以苦酒一升二合，夏月渍一宿，冬月二宿，微火煎三沸，煮酒气尽成，敷之。

——唐·王焘《外台秘要》

热毒发疮膏

【主治】痈疽始作便坏。

【组成】羊髓一两 甘草二两 胡粉五分，一法五两 大黄一两 猪膏二升

【用法】上五味，切，合膏髓煎二味烊[①]，内甘草、大黄，三上三下，绞去滓，内胡粉，绞令调和，敷疮上，日五度。

【注释】

①烊：煎药方法之一，指对某些胶质或黏性较大且易溶的药物，先加温使其溶化，再加入已去渣的药液中微煮，或趁热搅拌使之溶解。

——唐·王焘《外台秘要》

白芷摩膏

【主治】痈疽已溃。

【组成】白芷 甘草各二分 乌头三分 薤白十五挺 青竹茹鸡子大一枚

【用法】上五味，切，以猪膏一升，合煎白芷黄，膏成绞去滓，涂疮四边，勿著疮中。

——唐·王焘《外台秘要》

蛇衔膏

【主治】痈肿瘀血，产后血积，耳目暗等，牛领马鞍疮。

【组成】蛇衔一两 大黄 附子去黑皮 芍药 当归 细辛 黄芩 大戟 椒去目 莽草 独活各一两 薤白十四茎

【用法】上十二味，并切之，以苦酒淹之一宿，以不中水成炼猪膏二升，龙衔藤一两，合膏煎，名龙衔膏，今又有龙草，似蛇衔而叶大耳。亦有取其根合煎者，亦名龙衔膏。

——唐·王焘《外台秘要》

蚀恶肉膏

【组成】大黄 附子去皮 莽草 川芎 雄黄研 雌黄研 珍珠研，各一两 白蔹 矾石烧研 黄芩 藺茹各二两

【用法】上十一味，先以猪膏一升半煎六种草，去滓，内藺茹、矾石末绞之，涂疮上，恶肉尽即止。

——唐·王焘《外台秘要》

麝香膏

【主治】诸恶疮及痈疽发背，去恶肉。

【组成】麝香 矾石烧 雄黄 珍珠各一两，研作末

【用法】上四味，以猪脂搅令如泥涂，恶肉尽即止，更敷生肌膏。

——唐·王焘《外台秘要》

生肌膏

【主治】主痈疽发背已溃。

【组成】甘草 当归 白芷 椒去目 干地黄 细辛 续断各三两，一法无续断 乌喙六枚，去皮 肉苁蓉三两 薤白二十茎 蛇衔一两

【用法】上十一味，切，以好酢①半升和，渍一宿，取猪膏三斤微火煎之，令鱼眼沸，三上三下，候白芷黄膏成，用涂之佳。

【注释】

①酢：酒。

——唐·王焘《外台秘要》

生肉膏

【主治】痈疽败坏。

【组成】生地黄一斤 辛夷 独活 当归 黄芪 大黄 川芎各一两 薤白五两 白芷 芍药 黄芩 续断各一两

【用法】上十二味，切，以腊月猪脂四升煎，敷之佳。

——唐·王焘《外台秘要》

生肉膏

【主治】主痈疽发背已溃，令生肉。

【组成】甘草炙 当归 白芷 苁蓉 蜀椒 细辛各二两 乌喙六枚 薤白二十茎 干地黄三两 续断一两，无以蛇衔替之。

【用法】上十味，以好酢半升，相和渍二宿，猪膏三斤，煎令三沸，三上三下膏成，使用。

——唐·王焘《外台秘要》

生肉膏

【主治】主痈疽溃漏及金疮百疮。

【组成】当归 附子 甘草 白芷 川芎各一两 薤白二两 生地黄三两

【用法】上七味，㕮咀，以猪脂三升半煎白芷黄，去滓，稍以敷之，日三。

——唐·孙思邈《备急千金要方》

莽草膏

【主治】痈肿牢核，发背成脓。

【组成】莽草 川芎 当归 细辛 附子炮 黄芩 乌头炮 牛膝 蹢躅 野葛 茯苓 防风 杜蘅各一两 猪脂二斤

【用法】上十四味，切，用猪肪合煎，去滓，敷疮上，日再。忌同前。

——唐·王焘《外台秘要》

白膏

【主治】痈疽发背，金疮已坏，及未败火疮。

【组成】当归 附子炮 细辛 川芎 续断 牛膝 通草 甘草炙 白芷各二两 蜀椒 三合 芍药 黄芪各一两

【用法】上十二味，㕮咀，以猪膏二升，煎之微火上，以白芷色黄药成，绞去滓，以敷疮上，日三。忌同前。

——唐·王焘《外台秘要》

丹参膏

【主治】发背发乳，口已合，皮上急痛，生肉摩踠折。

【组成】丹参 防风 白芷 细辛 川芎 黄芩 芍药 牛膝 大黄 槐子 独活 当归各一两

【用法】上十二味，切，以腊月猪脂五升，微火煎三上三下，膏摩病，日三四，不须向火。

——唐·王焘《外台秘要》

甘菊膏

【主治】主金疮痈疽，止痛生肉。

【组成】甘菊花 防风 大戟 黄芩 川芎 甘草各一两 芍药 细辛 黄芪 蜀椒去目闭口者，汗 大黄 杜仲各半两，炙 生地黄四两

【用法】上一十三味捣筛，以腊月猪膏四升煎，五上五下，芍药色黄膏成，绵布绞去滓，敷疮上，日三。

——唐·孙思邈《千金翼方》

兑疽膏

【主治】兑疽。

【组成】当归　川芎　白芷　松脂　乌头各二两　巴豆三十枚，去皮
猪脂三升

【用法】上五味切，内膏中微火煎三沸，内松脂耗令相得，
以绵布绞去滓，以膏著绵絮，兑头尖作兑①兑②之，随病深浅兑
之，脓自出，食恶肉尽即生好肉。疮浅者勿兑，著疮中，日三，
恶肉尽止。

【注释】
①兑：通"锐"，尖锐的头。
②兑：通"锐"，挑出。

——唐·孙思邈《千金翼方》

灭瘢膏

【主治】主百痈疽，恶疮赤痕，皆先以布揩作疮，以涂之；
鼻中息肉，如大豆内鼻中；痢血，酒服如枣核大；病痔，以绵裹
梅子大，内下部中；中风，涂摩取愈；妇人崩中①，产后中风，
皆主之。

【组成】乌头　矾石烧　女葳　狼毒　踯躅　附子　野葛　乌贼骨
皂荚炙　赤石脂　天雄　芍药　川芎　礜石烧　当归　石膏　莽草　地榆
鬼臼　续断　蜀椒　白术　巴豆去皮　大黄　细辛　白芷　干地黄

【用法】上二十七味各一两，捣筛，以成煎猪脂四升和药，
以此为率，三沸三下，内三指撮盐其中，下之，须服摩之。妊娠
妇人勿服。其药绢筛，猪膏腊月当多合，用之神效。别取一升和
鹰屎白三两，调和使熟，敷之，灭瘢大验。

【注释】

①崩中：又称血崩，指阴道大量流血。

——唐·孙思邈《千金翼方》

麝香膏

【主治】痈疽及发背，诸恶疮，去恶肉。

【组成】麝香 雄黄 矾石 藘茹各一两（一作真朱）

【用法】上四味治下筛，以猪膏调和如泥，涂之，恶肉尽止，却敷生肉膏。

——唐·孙思邈《备急千金要方》

蛇衔生肉膏

【主治】主痈疽金疮败坏。

【组成】蛇衔 当归各六分 干地黄三两 黄连 黄芪 黄芩 大黄 续断 蜀椒 芍药 白及 川芎 莽草 白芷 附子 甘草 细辛各一两 薤白一把

【用法】上十八味，㕮咀，醋渍再宿，以腊月猪脂七升煎，三上三下，醋尽下之，去滓，敷之，日二夜一。

——唐·孙思邈《备急千金要方》

青龙五生膏

【主治】痈疽痔漏恶疮、脓血出，皆以导之。

【组成】生梧桐 白皮 生龙 胆生 桑白 皮生 青竹 茹生 柏白皮各五两 蜂房 猬皮 蛇蜕皮各一具 雄黄 雌黄各一两 蜀椒 附子 川芎各五分

【用法】上十三味，㕮咀，以三年苦酒二斗浸一宿，于炭火上炙干，捣，下细筛，以猪脂二升半于微火煎，搅令相得如饴，着新末中白瓷器盛，稍稍随病深浅敷之，并以清酒服，如枣核，日一次。

——唐·孙思邈《备急千金要方》

灭瘢膏

【主治】诸色痈肿恶疮瘥后有瘢[①]。

【组成】矾石 安息香（一作女葳） 狼毒 乌头 羊踯躅 附子 野葛 白芷 乌贼骨 赤石脂 皂荚 干地黄 天雄 芍药 川芎 大黄 当归 莽草 石膏 地榆 白术 续断 鬼臼 蜀椒 巴豆 细辛各一两

【用法】上二十六味捣末，用成煎猪脂四斤和药，以此为准，煎之，三上三下，以好盐一大匙下之，膏成。须服者与服之，须摩者与摩之。摩之忌近眼，忌妊娠人。若灭瘢者，以布揩，令伤，敷之。鼻中息肉，取如大豆，内鼻中。如瘀血，酒服，如枣核大。痔漏，以绵裹如梅子，内下部。若中风，摩患上，取瘥。崩中亦内。若灭瘢，取少许，和鹰屎白敷之。取腊日合之，神效。

【注释】

①瘢：疤痕，斑点。

——唐·孙思邈《备急千金要方》

灵宝膏

【主治】一切痈疽，痈疽，发背等疾。

【组成】大栝楼十枚，隔二三年陈者，尽去其皮，留穰，约有半升许，用砂盆研细如粉 新胡桃十枚，不油者，汤去膜，研细如粉 滴乳香十枚，如大指头大，乳钵内研细如粉

【用法】右用白沙蜜十两，同前药于银器内，极慢火熬三时辰，其稠如饧糖，多合少合准此。每服二匙，无灰酒半盏调下，不拘时候，甚者不过两三服，其效如神。

——宋·洪遵《洪氏集验方》

夺命膏

【主治】肿毒发背，一切痈疽。

【组成】麻油四两，熬一二沸　石蟹一枚，烧，米醋淬，才黑又烧，碎，为末　防风一两，切，焙　蛤蚧一对，煅，存性　灯心灰一分　蜈蚣一分，别研　黄连半两，去芦，切，焙　当归半两，切，焙

【用法】上为末。用文武火熬麻油，滴水中不散。次入众药一处，急用柳枝不住手搅，候滴入水中成珠为度。候极冷，贴疮如常法。

——宋·洪遵《洪氏集验方》

万金膏

【主治】痈疽发背，诸般疮疖，从高坠堕，打扑伤损，脚膝生疮，远年臁疮①，五般痔漏，一切恶疮，并皆治之。

【组成】龙骨　鳖甲　苦参　乌贼鱼骨　黄柏　草乌头　黄连　猪牙皂角　黄芩　白蔹　白及　木鳖子仁　当归洗，焙　厚朴去粗皮　川芎　香白芷　没药别研　槐枝　柳枝并同锉，研，各一分　乳香别研，一钱　黄丹一两半　清麻油四两，冬月用半斤

【用法】上除黄丹外，银、石器中将诸药并油内用慢火煎紫赤色，去药不用，却入黄丹一半放油内，不住手搅，令微黑，更入余黄丹，不住手搅，须是慢火熬令紫黑，滴在水上不散，及不黏手，然后更别入黄丹少许，再熬数沸，如硬时，却更入油些少，以不黏手为度。用时量疮大小摊纸上贴之。

【注释】

①臁疮：一种生在腿部的皮肤病。初痒后痛，红肿成片，日久溃烂，收口慢，且易复发。

神仙太一膏

【主治】八发痈疽，一切恶疮软疖，不问年月深远，已成脓未成脓，贴之即效。蛇、虎、蝎、犬、汤火、刀斧所伤，并可内服、外贴。发背，先以温水洗疮，拭干，用帛子①水下一粒。血气，木通酒下。赤白带下，当归酒下。咳嗽、喉闭、缠喉风，并绵裹含化。一切风赤眼，贴太阳穴，后用山栀子汤下。打扑伤损，贴药，仍用橘皮汤下。腰膝痛，贴之，盐汤下。唾血，桑白皮汤下。诸漏，先以盐汤洗其诸疮疖，并量大小，以纸摊药贴之，并每服一粒，旋圆樱桃大，以蛤粉为衣。其药可收十年不坏，愈久愈烈，神效不可具述。

【组成】玄参　白芷　川当归去芦　肉桂去粗皮　大黄　赤芍药　生干地黄各一两

【用法】上锉②，用麻油二斤浸，春五日、夏三日、秋七日、冬十日，滤去滓，油熬得所，次下黄丹一斤，以滴油在水中不散为度。

【注释】

①帛子：手绢。

②锉：用钢制成的磨钢、铁、竹、木等的工具。

生肉神异膏

【主治】痈疽坏烂，及诸疮发毒。

【组成】雄黄五钱　滑石倍用

【用法】上为末，洗后掺疮上，外用绵子覆盖相护。凡洗后破烂者，用此贴之。

——金元·危亦林《世医得效方》

太乙膏

【主治】五发痈疽，一切恶疾软疖，年深日远，已成脓未成脓，贴之即效，蛇、虎、蝎、犬、刀斧所伤，并可内服外贴。发背，先以温葱汤水洗疮，拭干，用帛子摊药贴，仍用水下，血气不通，酒下。赤白带下，当归酒下。咳嗽、喉闭、缠喉风，并棉裹含化。一切风赤眼，贴太阳穴，后用山栀子汤下。打扑伤损，贴药，仍以橘皮汤下。腰膝痛，贴之，盐汤下。唾血，桑白皮汤下。诸漏，先以盐汤洗，若诸疮疖，并量大小，以纸摊药贴之，并每服一粒。旋丸如樱桃大，以蛤粉为衣，其药可收十年不坏，愈久愈烈。神效。

【组成】玄参　川白芷　川当归去芦　官桂去粗皮　赤芍药　大黄　生干地黄各一两

【用法】上锉如大豆大，用清油二斤浸，春五、夏三、秋七、冬十月，滤去滓。油熬得所，次下黄丹一斤，滴油入水中不散为度。

——金元·危亦林《世医得效方》

玄武膏

【主治】痈疽，发背，丁肿，内外臁疮，阴疽下诸恶疮，及头项痈肿，不问已溃未溃，皆可用。大能排脓散毒，止疼生肌，累有神验。若丁肿，先用银篦或鹿角，针于疔疮中间及四畔针破，令恶血出，以追毒饼如小麦大，擦入孔中，却以此膏贴之。如疮坏烂至甚，难以药贴，则将皂角二三片煎油，调匀此膏如稠糊，薄敷之。脓水或转多，不数次敷之干，愈妙。

【组成】大巴豆去壳膜　木鳖子去壳，各二两，净　黄丹四两，研细

真清油十两　槐柳嫩枝各七寸长七条，锉细

【用法】上依前法煎熬成膏，贴用。

——金元·危亦林《世医得效方》

清凉膏

【主治】初患痈肿疮疖，热焮疼痛，消肿毒。

【组成】大黄不拘多少

【用法】上为细末，用浆水调摊贴之，醋摩亦得。

——明·董宿原《奇效良方》

青龙五生膏

【主治】痈疽、痔瘘、恶疮，脓血出者。

【组成】生桑白皮　生青竹茹　生柏白皮①　生梧桐白皮　生龙
胆草以上锉碎，各五两　蜂房猥皮　蛇蜕皮　雄黄　雌黄以上各一两　附子
川芎　蜀椒各五分

【用法】上㕮咀，以三年苦酒二斗浸一宿，于炭火上炙干，
捣筛，以猪脂二升半微火煎，搅令相得如饴，着冷水中，新白瓷
器盛。稍稍随病深浅傅之，并以清酒服枣核大，日一服。

【注释】

①柏白皮：主治小便不禁。

——明·董宿原《奇效良方》

神异膏

【主治】发背痈疽，诸般恶毒疮疖，其效如神。治疳疾，
先以麦饭石膏涂傅，俟其疮根脚渐收，止于径寸大，却用神异膏
贴之收口。此药随其人病深浅取效，合时不可与妇人、鸡、犬、
猫、厌秽物见之。

【组成】玄参半两　绵黄芪三分　杏仁去皮、尖，切，一两　全蛇蜕

盐水洗，焙，半两　男子乱发洗净，焙干，半两　露蜂房净锉，一两，用有蜂儿者为妙　黄丹飞罗细，五两　真麻油一斤

【用法】上将麻油同发入银铫中，文武火熬，候发焦熔尽，以杏仁投入，候变黑色，用好绵滤去滓，再将所熬清油入铫内，然后入玄参、黄芪，慢火熬一二时，取出铫子，安冷炉上半时久，火力稍息，旋入露蜂房、蛇蜕二味，将柳枝急搅，却移铫于火上，不住手搅，慢火熬至紫黄色，用绵滤过，复入清油在铫内，乘冷投黄丹，急搅片时，又移铫于火上，以文武慢火熬，不住手柳枝搅千余转，候药油变黑色，滴于水中凝结成珠，则是膏成就。若珠子稀，再熬少时，必候其得所，然后瓷器内收封待用。或恐偶然熬火太过稍硬，难于用，却少将蜡熬麻油在内，以瓷器盛封，盖于甑上蒸，乘热搅调收用。膏药熬成了，须连所乘瓷器置净水中，出火毒一昼夜，歇三日方可用，日换两次，夜换一次。熬此膏药，极难于火候，须耐烦看火紧慢，火猛则药中火发，不特失药性，又伤人面目，救助不及，千万谨戒。膏药方甚多，不下数十，治疽之时，神效无出于此方，千金不换，杖疮尤妙。

——明·董宿原《奇效良方》

水澄膏

【主治】痈肿。

【组成】雄黄水飞　郁金各二钱　黄连　黄丹水飞　黄柏　大黄各半两

【用法】上为细末。量所肿处用药多少，以新汲水半盏，抄药在内，须臾药沉，澄去其浮者，水尽，然后用槐柳枝搅药数百余转，如面糊相似匀，以小纸花摊药贴肿处，更以鸡翎撩凉水不住扫之。

——明·董宿原《奇效良方》

天南星膏

【主治】风毒痛疖。

【组成】大天南星一两 厚黄柏半两 赤小豆一分 皂角一挺，不蛀者，烧灰存性

【用法】上为细末。以新汲水调成膏，皮纸贴之，已结即破，未结即散之，立效。

——明·董宿原《奇效良方》

甘草膏

【主治】水谷道前后生痈，谓之悬痈。

【组成】甘草

【用法】上用粉草半斤，内用无节者四两，如算子样劈破，取泉石间长流水，以甘草入水中浸透，以炭火将甘草蘸水焙炙，以一碗水尽为度，不可急性劈开，却将所炙甘草，另用泉水三盏，无灰好酒五盏，用瓦罐煎至三之一，如膏，一起服之，立愈。另用有节甘草四两，仍用泉水随罐大小煎汤，漉洗患处三遍，其效如神，水冷再温洗。

——明·董宿原《奇效良方》

去水膏

【主治】痈疽破穴后，误入皂角水及诸毒水，以致疼痛。

【组成】糯米粉 砂糖各三两 甘草生末，一分

【用法】上为膏。摊在绢上贴，毒水而出，驴马及尿粪一切毒水，并皆治之。

——明·董宿原《奇效良方》

清水膏

【主治】痈疽及一切毒肿，坚硬肿痛，攻冲四畔①焮肿。抽

热毒，散肿气。

【组成】羊桃根 川大黄 黄芩 绿豆粉 黄柏各一两 赤小豆一合

【用法】上为细末。用芸苔菜②取自然汁，入蜜少许相和，调药令稀稠得所，即看四畔肿赤处大小，剪生绢上匀摊，可厚一钱贴之，干即易。

【注释】

①四畔：四周。

②芸苔菜：主要油料植物之一。种子药用，能行血散结消肿，叶可外敷痈肿。

——明·董宿原《奇效良方》

水调膏

【主治】痈疽毒热，赤焮疼痛。

【组成】川大黄生用，研末 杏仁去皮、尖，研 盐花各三分

【用法】上为细末，研匀，以新汲水和令稀稠得所，旋即涂肿上，干即易之。

——明·董宿原《奇效良方》

水澄膏

【主治】热肿痛，大效。

【组成】大黄 黄柏 郁金 天南星 白及 朴硝 黄蜀 葵花各一两

【用法】上为细末。每用新水一盏半，药末二钱，搅调匀，候澄底者，去浮水，以纸花子摊，于肿焮处贴之。如急躁，津唾润之。此药除热毒赤肿神效。如皮肤白色者，勿用之。

——明·董宿原《奇效良方》

白玉膏

【主治】治缩收痈疽，不令延蔓，切忌用凉药。

【组成】杏仁二十一粒，去皮、尖，别研　川椒四十九粒，去目，炒出汗，为末　清油一两　酒蜡半两

【用法】上药熬至紫黑，新绵滤过。用无灰薄纸，看疮大小，剪作梳样，摊药在上，于疮晕尽处，两边围绕贴之，候晕渐收近里，即别剪差小者再摊药围贴，晕又收，即又再移近里贴，仍频换，候晕已收，见疮根脚成疮口，即用次方。凡贴大恶疮，毒气方盛，不可以药当上贴，恐赶散毒气。疮益大，此药能收晕见疮，其法大妙。

——明·董宿原《奇效良方》

止痛膏

【主治】一切痈疽发背，溃后日夜疼痛，排脓。

【组成】当归　鹿角胶各一两半　白芷　密陀僧研　盐花　朱砂研，各一两　川芎　藁本各一两　桂心　细辛　黄蜡　腻粉　乳香研，各三分　麝香一分，研　黄丹五两　麻油一斤

【用法】上将油安铛内炼沸，下当归等煎，候白芷赤焦色，绵滤去滓，净拭铛，仍下药油，依前慢火熬，下蜡、丹，不住手以柳木枝搅，候色黑，次下密陀僧、鹿角胶、盐花，次下腻粉，次下乳香，次下麝香、朱砂等，慢火熬搅，候药黑色，即滴水内，如软硬得所，药成，入铜罐中，待凝，于净地上安一宿，以物盖之出火毒。每用故帛上摊贴，日再换。

——明·董宿原《奇效良方》

生肌膏

【主治】一切痈疽发背，溃后肌肉不生。

【组成】乱发松脂　薰陆香①各半两　故绯帛②一尺，烧灰　故青帛一尺，烧灰　黄蜡一两　黄丹六两

【用法】上以油一斤，先煎一两沸，纳发煎令消尽，然后下蜡、松脂、薰陆香、青绯帛灰，煎搅令烊，以绵滤去滓，却入铛中，下丹，以火煎搅令黑色，软硬得所，贮瓷器中。少许涂于楸叶上贴，日二易之。

【注释】

①薰陆香：乳香。

②故绯帛：主恶疮，疔肿，毒肿，诸疮有根者，作膏用。帛如手大，取露蜂房，弯头，棘刺，烂草节二七，乱发，烧为末，空腹服，饮下方寸匕，大主毒肿。绯帛亦入诸膏，主疔肿用为上，又主儿初生脐未落时，肿痛水出，烧为末，细研敷之。又，五色帛，主盗汗，拭讫弃五道头。

——明·董宿原《奇效良方》

麒麟膏

【主治】入发痈疽，一切恶疮软疖，不问年月深浅，已未成脓者，贴之即效。及汤火伤，皆可内服外贴，神效。

【组成】白芷 白蔹 川芎 甘草以上各四两 当归二两 丁香 干蟾各半两 木鳖子二十八个 没药一两半，别研 乳香二钱半，别研 片脑一钱，研 杏仁九十八个 鼠头二个，腊月者 麒麟竭①一两，研 真绯绢一尺，烧灰 黄丹十两 清麻油二斤 室女油头发如拳大

【用法】上锉细，以好酒拌湿一宿，入铛内，用油煎，候药深赤黑色，滤去滓，别入净铛，慢火煎少顷，即入别研者及黄丹蜡，以柳枝不住手搅，时时滴入水，试看软硬得所，即是成膏。发背未脓者，半入银石器，慢火熬及半盏许，去滓，次入乳香（碾碎），先入又熬之，候如一茶脚许；先将蜜熬去滓放冷，却入煎熬者膏子及众药搅匀，再熬，候金漆状乃成。入不犯水，瓷

器内收之。每用少许点，大效。

【注释】

①麒麟竭：我国广东、台湾一带生长的一种多年生藤本植物，属棕榈科省藤属。功效：活血散瘀，定痛，止血生肌，敛疮。主治：跌打肿痛，内伤瘀痛，外伤出血不止，瘰疬，臁疮溃久不合。

——明·董宿原《奇效良方》

神效回生膏

【主治】痈疽疔毒，远近臁疮，打扑𤸷①伤，肿毒发背，刀斧所伤，箭头在内，蛇犬所伤，并皆治之。

【组成】槐枝 柳枝 桃枝 榆枝 桑枝 枸杞枝以上各锉长二寸者，各二十条嫩者，剥取皮 白芷 白及 白蔹 当归 大黄 黄柏 杏仁 赤芍药 蓖麻子去壳，以上各一两半 血竭半两 轻粉三钱 黄丹十二两 没药半两 乳香半两 雄黄半两

【用法】上先将六枝皮，用清油三斤于砂锅内文武火煎，令津液尽为度；滤过，却将白芷等九味锉碎，下油内浸透，又用慢火煎焦，去滓，再滤过；却将黄丹分作三次下，熬令黑色，滴水中不散为度。却将血竭等末，待油微温下于油内，瓷罐盛之。盖口埋土内，三日出火毒，任意摊贴。

【注释】𤸷：跌，摔。

——明·董宿原《奇效良方》

万金膏

【主治】治痈疽发背，诸般疮疖，从高坠下，打扑伤损，脚膝生疮，远年臁疮，五般痔漏，一切恶疮，并皆治之。

【组成】龙骨 鳖甲 苦参 乌贼鱼骨 黄柏 黄芩 黄连 猎牙

皂角 白及 白蔹 厚朴 木鳖子仁 草乌 川乌 当归洗，焙香白芷各一两 没药另研 乳香另研，各半两 槐枝 柳枝各四寸长，二十一条 黄丹一斤半，炒过 清油四斤

【用法】上除乳、没、丹外，将诸药于油内慢火煎紫赤色，去滓，秤净油三斤，放锅内，下丹，不住手搅，令黑色，滴入水不散及不粘手，下乳、没末，再搅匀，如硬入油些少，以不粘手为度。

——明·董宿原《奇效良方》

国老膏

【主治】一切痈疽，俱发预期日服之，能消肿逐毒，使毒气不内攻。功效不俱述。

【组成】大甘草有粉者，二斤

【用法】槌令碎，河水浸一宿，揉令浆汁浓，去渣，再用绵①滤过，银石器内慢火熬成膏，以磁罐收之。每服一二匙，无灰酒浸入，或白汤亦可，不拘时服。曾服丹剂燥药亦解之。或微利无妨。

【注释】

①绵：蚕丝结成的片或团，供絮衣被、装墨盒等用。

——明·孙一奎《赤水玄珠》

乌龙膏（一名乌金散）

【主治】一切肿毒痈疽，收赤晕。

【组成】木鳖子去壳 半夏各二两 小粉①四两 草乌五钱

【用法】上于铁铫②内慢火炒令转焦，为细末，出火毒，再研，以水调，稀稠得所，敷毒四围，留顶出气。或以醋调亦得。

【注释】

①小粉：用小麦、葛根、番薯等提出的淀粉。

②铫（diào）：煮开水熬东西用的器具。

——明·孙一奎《赤水玄珠》

神仙太乙膏

【主治】痈疽，及一切恶疮，软疖，不问年月、深浅，已未成脓，并宜治之。蛇虎伤，蜈蝎，犬咬伤，汤火刀斧所伤，皆可内服外贴。如发背，先以温水洗疮净，软绵拭干，却用绯帛摊膏药贴疮，即用冷水下。血气不通，温酒送下。赤白带下，当归酒下。咳嗽及喉闭、缠喉风，并用新绵裹膏药，置口中含化。一切风赤眼，用膏捏作小饼贴太阳穴，后服以山栀子汤送下。打扑伤损外贴，内服橘皮汤。腰膝痛者，患处贴之，内服盐汤送下。唾血者，桑白皮汤下。诸痛，先以盐汤洗净诸血，量大小以纸摊贴。每服一丸，如樱桃大，蛤粉为衣。其膏可收十年不坏。愈久愈烈。一方，久远瘰疬，同上瘘疮，盐汤洗净贴，酒下一丸。妇人血脉不通，甘草汤下。一切疮疖并肿痛，及疥癞，别炼油少许，和膏涂之。

【组成】玄参 白芷 当归 赤芍药 肉桂去粗皮 大黄 生地黄各一两

【用法】上锉碎，用麻油二斤浸，春五、夏三、秋七、冬十，火熬黑色，滤去滓，入黄丹一斤，青柳枝不住手搅，候滴水中成珠不粘手为度。倾入瓷器中，以砖盖口，掘子窖，埋阴树下。以土覆三日，出火毒。欲服丸，如鸡头子①大。

【注释】

①鸡头子：芡实。

——明·孙一奎《赤水玄珠》

神异膏

【主治】发背痈疽，诸般恶疮疖，其效如神。治疽疾，先以麦饭石①膏涂敷，俟其疮根脚渐收放径寸大脚，用神异膏贴之收口。此药随其人病深浅取效。合时不可与妇人、鸡犬猫厌秽物见之。

【组成】玄参半两　杏仁去皮尖，切，一两　露蜂房②净炒，一两，用有蜂儿者为妙　男子乱发洗净焙干，五钱　绵黄芪③三分　全蛇蜕④盐水洗焙，五钱　黄丹飞细，五两

【用法】上用真麻油一斤，同发入银铫中，文武火熬，候发焦熔尽，以杏仁投入，候变黑色，用好绵滤去滓，再将所熬清油入铫内，然后入玄参、黄芪，慢火熬一二时，取出铫子，安冷炉上半时久，火力稍息，旋入露蜂房、蛇蜕二味，将柳枝急搅却，移铫放火上不住手搅，慢火熬至紫黄色，用绵滤过，复入清油在铫内，乘冷投黄丹，急搅片时，又移铫于火上，以文武或慢火熬，不住手柳枝搅千余转，候药油变黑色，滴于水中凝结成珠，则是膏成就。若珠子稀，再熬少时，必候其得所，然后瓷器内收封待用。或恐偶然火熬太过，稍硬难用，却少将腊熬麻油在内，以磁器盛，封盖于甑上蒸，乘热搅调，收用，膏药熬成了，须连所盛磁器，置净水中，出火毒一昼夜，歇三日方可用。日换两次，夜换一次。熬此膏药极难于火候，须耐烦看火紧慢，火猛则药中火发，不特失药性，又伤人面目，救助不及，千万谨戒。膏药方甚多，不下数十，治疽之神，无出此方，千金不换。杖疮尤妙。

【注释】

①麦饭石：一种对生物无毒、无害并具有一定生物活性的复

合矿物或药用岩石。主治：一切痈疽发背（时珍）。

②露蜂房：蜜蜂所建的巢穴，它们是由众多正六边形的蜂蜡巢室所组成。是一味攻毒杀虫止痒药，攻毒杀虫，祛风止痒。主治疮疡肿毒，风湿痹痛，牙痛等。

③绵黄芪：肥大而柔软如棉称绵黄芪是上品，皮粗色赤，质坚为黄芪。

④全蛇蜕：游蛇科动物黑眉锦蛇、锦蛇或乌梢蛇等蜕下的干燥表皮膜。祛风，定惊，解毒，退翳。用于小儿惊风，抽搐痉挛，翳障，喉痹，疔肿，皮肤瘙痒。

——明·孙一奎《赤水玄珠》

飞腾神骏膏

【主治】论痈疽、发背、瘰疬、鼠疬、气疬等证，此专门之方，其效捷如奔马。

【组成】麻黄二斤，去节，取一斤，净 杏仁四两，热水疱，去皮尖，用砂钵捣烂，又入水，同捣，澄去浊渣，用清汁 防风去芦，四两 地骨皮去骨净，四两 甘草四两 木鳖子去壳，十四个 头发一把，温水洗净 灯草一大把 黑铅一块

【用法】上熬膏法，不用柴烧，用白炭五十斤，大铁锅一口，将前药入锅内，注清水二三桶，煮至五六分，看药水浓时，药渣滤起，药水另放缸注。又将前渣入锅内，再入水一二桶，又熬至五六分，药汁又注前汁内。如前法三次，去渣。将前二次汁并作一锅，煎至干，去黑铅、头发、灯草三味不用，其味香甜，瓷罐收贮，五年不坏。遇病每服三钱，好热酒调膏，临卧服。厚被盖，出大汗为度。徐徐去被，不可被风吹。次早用猪蹄煨食，以汗后恐致虚人，以此补之，以复元气。好酒调服，随人酒量，

以醉为度。

——明·孙一奎《赤水玄珠》

葱蜜膏

【主治】一切痈疽发背，一切无名肿毒初起。

【组成】生葱　生蜜　猪胆汁一个

【用法】倾石钵①内，共捣成饼，贴患处。日换三四次，即消。

【注释】

①钵：洗涤或盛放东西的陶制的器具。

——明·孙一奎《赤水玄珠》

芙蓉膏

【主治】论痈疽发背，肿痛如锥刺，不可忍者，顿时痛止

【组成】芙蓉叶①　黄荆子②各等分，为末

【用法】上二味，入石臼内，捣极烂，用鸡子清调敷患处，留顶，如烟起。此方用在未溃之先，或将溃之际。

【注释】

①芙蓉叶：中药的一种，取自木芙蓉植株。主治功能：清肺凉血，消肿排脓。用于肺热咳嗽、肥厚性鼻炎、淋巴结炎、阑尾炎、痈疖脓肿、急性中耳炎、烧伤、烫伤。

②黄荆子：祛风解表，止咳平喘，理气消食止痛。主治：伤风感冒，咳嗽，哮喘，胃痛吞酸，消化不良，食积泻痢，胆囊炎，胆结石，疝气。

——明·孙一奎《赤水玄珠》

三神膏

【主治】一治痈疽发背，已溃烂者。

【组成】蓖麻子仁一合　陈醋一大碗　盐一撮

【用法】上三味，置锅中，用槐条搅成膏，先将猪蹄汤洗净，或米泔水洗净，用鸡翎①续续扫上，其皮即皱，其肉即生。

【注释】

①鸡翎：鸡的尾部最长的羽毛制成的。

——明·孙一奎《赤水玄珠》

神异膏

【主治】论痈疽发背诸疮毒，不拘已成、已溃、未溃者，皆可用之。诸毒甚者，每日换二三次，中毒换一次，其药力方能胜毒。诸疮溃脓后，不长肌肉，不合口者，神效。

【组成】归尾五钱　川芎五钱　赤芍二钱　生地黄四钱　防风　羌活　白芷　玄参　黄芪各五钱　官桂三钱　桃仁四十九个　杏仁四十九个　木鳖子十四个　何首乌三钱　牛蒡子五钱　穿山甲四钱　蜂房三钱　蛇蜕二钱　大黄二钱　黄柏二钱　乱发男者一团，如鸡子大　槐柳皮四十九节，每长一寸

【用法】上用芝麻油二斤四两，将药入锅内浸，春五、夏三、秋七、冬十日，以桑柴文武火煎油黑色，以穿山甲浮起黑为度，绢滤去渣，再熬油，滴水成珠，陆续下黄丹十四两，柳条搅，不住手，成膏，软硬得所，再下乳香、没药各三钱，血竭三钱，真降香末三钱，次冷定，下麝香末二钱，水浸二三日，去火性，摊用。

——明·孙一奎《赤水玄珠》

神应膏

【主治】痈疽。

【组成】真阿魏三钱　麝香二钱　朱砂四钱　雄黄　五灵脂　甘草各一两　川乌　草乌各四两

【用法】将新鲜闹羊花十斤，拣去梗叶，打自然汁，入瓦器

中煎成膏，如稠糖为度，将药为细末，入羊花膏内搅匀，勿令凝底。用大瓷几个，每盆将药摊一薄层，置烈日中晒干，取入瓷瓶封固。如遇肿毒，用酒调匀如半干糊，将笔蘸药，先从红肿口面一圈，待药将干，再画第二层于圈内，与前圈相连，即将酒润旧干圈上；待第二圈将干，再画第三层于圈内，与第二层相连，又将酒润外边干处。每干一层，再画进一层，止空当头，如豆大一孔，使毒气从此而出。圈完用酒常润药上，不可间断，至半日乃止，待药自干落，不必洗去，其毒自消。一方只用三味，新鲜闹羊花五十斤，打烂绞汁熬膏，川乌、草乌末各一两，和入膏内，用法同前。

——清·华岫云《种福堂公选良方》

发疮膏

【主治】痈疽始作便败坏。

【组成】羊髓一两 甘草二两 胡粉五分 大黄一两 猪脂二升

【用法】上五味，切，合脂、髓煎令烊，纳甘草、大黄三上下，去渣，纳胡粉，搅令极匀，调敷疮，日四、五上。

——清·费伯雄《食鉴本草》

五龙膏

【主治】此膏治痈疽阴阳等毒，肿痛未溃者，敷之即拔出脓毒。

【组成】五龙草即乌蔹莓。详《本草纲目》蔓草部。俗名五爪龙，江浙多产之 金银花 豨莶草 车前草连根叶 陈小粉各等分

【用法】上四味俱用鲜草叶，一处捣烂，再加三年陈小粉，并飞盐末二三分，共捣为稠糊。遍敷疮上，中留一顶，用膏贴盖，避风为主。若冬月草无鲜者，预采蓄下，阴干为末，用陈米

醋调敷，一如前法并效。如此方内五龙草，或缺少不便，倍豨莶草加亦效。

——清·吴谦等《医宗金鉴》

冲和膏

【主治】此膏治痈疽发背，阴阳不和，冷热相凝者，宜用此膏敷之。能行气疏风，活血定痛，散瘀消肿，祛冷软坚，诚良药也。

【组成】紫荆皮炒，五两　独活炒，三两　白芷三两　赤芍炒，二两　石菖蒲一两五钱

【用法】上五味共为细末，葱汤、热酒俱可调敷。

——清·吴谦等《医宗金鉴》

铁桶膏

【主治】此膏治发背将溃已溃时，根脚走散，疮不收束者，宜用此药围敷。

【组成】胆矾三钱　铜绿五钱　麝香三分　白及五钱　轻粉二钱　郁金二钱　五倍子微炒，一两　明矾四钱

【用法】上八味共为极细末，用陈米醋一碗，杓内慢火熬至一小杯，候起金色黄泡为度，待温，用药末一钱，搅入醋内，炖温，用新笔涂于疮根周围，以棉纸覆盖药上，疮根自生绉纹，渐收渐紧，其毒不致散大矣。

——清·吴谦等《医宗金鉴》

参术膏

【主治】此膏治痈疽发背等证，大溃脓血之后，血气大虚，急宜用此补之。

【组成】人参切片，用水五大碗，沙锅慢火熬至三碗，将渣再煎汁一碗，

共用密绢滤净，复熬稠厚，磁碗内收贮，听用，半斤 云片 白术六两 怀庆熟地俱熬，同上法，六两

【用法】以上三膏，各熬完毕，各用磁罐盛之，入水中待冷取起，密盖勿令泄气。如患者精神短少，懒于言动，短气自汗者，以人参膏三匙，白术膏二匙，地黄膏一匙，俱用无灰好酒一杯，炖热化服。如脾虚弱，饮食减少，或食不知味，或已食不化者，用白术膏三匙，人参膏二匙，地黄膏一匙，热酒化服。如腰膝酸软，腿脚无力，皮肤枯槁者，用地黄膏三匙，参术膏各二匙化服。如气血脾胃相等，无偏胜者，三膏每各二匙，热酒化服。此膏用于清晨及临睡时，各进一次，自然强健精神，顿生气血，新肉易长，疮口易合，一切疮形危险，势大脓多者，服之自无变证也。夏天炎热，恐膏易变，令作二次熬用亦好。愈后常服，能须发变黑，返老还童。以上诸方，功难及此。

——清·吴谦等《医宗金鉴》

万应膏

【主治】此膏治一切痈疽发背，对口诸疮，痰核流注等毒，贴之甚效。

【组成】川乌 草乌 生地 白蔹 白及 象皮 官桂 白芷 当归 赤芍 羌活 苦参 土木鳖 穿山甲 乌药 甘草 独活 元参 定粉 大黄各五钱

【用法】上十九味，定粉在外，用净香油五斤，将药浸入油内。春五夏三，秋七冬十，候日数已足，入洁净大锅内，慢火熬至药枯，浮起为度。住火片时，用布袋滤去渣，将油称准，每油一斤，对定粉半斤，用桃、柳枝不时搅之，以黑如漆，亮如镜为度，滴入水内成珠，薄纸摊贴。

巴膏

【主治】上中下发背溃破腐肉不去。上发背火毒伤肺，生天柱骨下，一名脾肚发，其形横广如肚。中发背火毒伤肝，生于背心，一名对心发，其形中阔，两头有尖如瓜。下发背火毒伤肾，生于腰中，一名对脐发，其形平漫如龟。其初起皆形如粟米，焮痛麻痒，周身拘急，寒热往来，因循数日，突然大肿，气实者多焮痛，气虚者多麻痒。

【组成】象皮六钱　穿山甲六钱　山栀子八十个　儿茶令研极细末，二钱　人头发一两二钱　血竭令研极细末，一钱　硇砂令研极细末，三钱　黄丹飞　香油　桑、槐、桃、柳、杏枝各五十寸

【用法】上将桑、槐、桃、柳、杏五枝，用香油四斤，将五枝炸枯，捞出；次入象皮、穿山甲、人头发、炸化；再入山栀子炸枯，用绢将药渣滤去，将油复入锅内煎滚，离火少顷。每油一斤，入黄丹六两，搅匀，用慢火熬至滴水中成珠，将锅取起；再入血竭、儿茶、硇砂等末搅融，用凉水一盆，将膏药倾入水内，用手扯药千余遍，换水数次，拔去火气，瓷罐收贮。用时不宜见火，须以银杓盛之，重汤炖化，薄纸摊贴。

绀珠膏

【主治】此膏治一切痈疽肿毒，流注顽臁，风寒湿痹，瘰疬乳痈，痰核，血风等疮，及头痛，牙疼，腰腿痛等证悉验。

【组成】制麻油四两　制松香一斤

【用法】上将麻油煎滚，入松香文火溶化，柳枝搅候化尽，离火下细药末二两三钱，搅匀，即倾于水内，拔扯数十次，易水

浸之听用。瘀血、肿毒、瘰疬等证，但未破者，再加魏香散，随膏之大小，患之轻重，每加半分至二三分为率。毒深脓不尽，及顽疮对口等证，虽溃必用此膏获效。未破者贴之勿揭，揭则作痒。痛亦勿揭，能速于成脓。患在平处者，用纸摊贴；患在弯曲转动处者，用绢帛摊贴。臁疮及臀、腿寒湿等疮，先用茶清入白矾少许，洗净贴之见效。头痛贴太阳穴，牙痛塞牙缝内。内痈等证，作丸用蛤粉为衣，服下。便毒痰核，多加魏香散；如脓疮，再加铜青。如鳝拱头，癣毒，贴之亦效。

制油法：每麻油一斤，用当归、木鳖子肉、知母，细辛，白芷、巴豆肉、文蛤（打碎）、山慈菇（打碎）、红芽大戟，续断各一两，槐、柳枝，各二十八寸，入油锅内浸二十一日，煎枯去渣，取油听用。查朝鲜琥珀膏，多续随子，此方宜加之。

制松香法：择片子净嫩松香（为末）十斤，取槐、柳、桃、桑、芙蓉等五样枝，各五斤，锉碎，用大锅水煎浓汁，滤净，再煮一次各收之，各分五分。每用初次汁一分煎滚，入松香末二斤，以柳、槐枝搅之，煎至松香沉下水底为度，即倾入二次汁内，乘热拔扯数十次，以不断为佳，候温作饼收之。余香如法。

——清·吴谦等《医宗金鉴》

加味太乙膏

【主治】此膏治发背痈疽，及一切恶疮，湿痰流注，风湿遍身，筋骨走注作痛，汤烫火烧，刀伤棒毒，五损内痈，七伤外证，俱贴患处。又男子遗精，女人白带，俱贴脐下。脏毒肠痈，亦可丸服。诸般疮疖，血风癫痒，诸药不止痛痒者，并效。

【组成】白芷 当归 赤芍 元参各二两 柳枝 槐枝各一百寸 肉桂二两 没药三钱 大黄二两 木鳖二两 轻粉研不见星，四钱 生地二两 阿

魏三钱 黄丹水飞，四十两 乳香五钱 血余一两

【用法】上将白芷、当归、赤芍、元参、肉桂、大黄、木鳖、生地八味，并槐、柳枝，用真麻油称足五斤，将药浸入油内，春五夏三，秋七冬十，入大锅内，慢火熬至药枯，浮起为度；住火片时，用布袋滤净药渣，将油称准，用细旧绢将油又滤入锅内，要清净为佳，将血余投上，慢火熬至血余浮起，以柳枝挑看，似膏溶化之象，方算熬熟，净油一斤，将飞过黄丹六两五钱，徐徐投入，火加大些。夏秋亢热。每油一斤，加丹五钱，不住手搅，候锅内先发青烟，后至白烟叠叠旋起，气味香馥者，其膏已成，即便住火。将膏滴入水中，试软硬得中，如老加热油，如稀加炒丹，每各少许，渐渐加火，务要冬夏老嫩得所为佳。候烟尽掇下锅来，方下阿魏，切成薄片，散于膏上化尽；次下乳、没、轻粉搅匀，倾入水中，以柳棍搂成一块，再换冷水浸片时，乘温每膏半斤，扯拔百转成块，又换冷水浸。随用时每取一块，铜杓内复化，随便摊贴，至妙。

——清·吴谦等《医宗金鉴》

国老膏

【主治】丹毒发。此证生于背，形如汤火所伤，细瘤无数，赤晕延开，发时其渴非常。

【组成】甘草大者，二斤

【用法】捶碎，河水浸一宿，揉令浆汁浓，去尽筋渣，再用绢滤过；银器内慢火熬成膏，用磁罐收贮。每服三钱，无灰温酒调下，或白滚水亦可。

——清·吴谦等《医宗金鉴》

金凤化痰膏

【主治】痰注发。此证发于脊背，长形如布袋，短形如冬瓜，按之木硬，微觉疼痛，不热不红，皮色如常。

【组成】凤仙花去青蒂，研末，一捧 大葱自然汁一茶钟 好米醋一茶钟 广胶切如米粒大，入葱汁内泡之，三钱 人中白火微煅存性，研末，八钱

【用法】先将葱汁、米醋、广胶投入锅内熬化，次下凤仙花末熬成膏，再入人中白末，将锅离火不时搅匀。用时以重汤炖化，量痰包之大小，薄纸摊贴，候膏自落，再换新膏。

——清·吴谦等《医宗金鉴》

贝叶膏

【主治】此膏贴痈疽发背，一切溃烂诸疮。

【组成】麻油一斤 血余鸡子大，一个 白蜡二两

【用法】上将血余，以文火炸化去渣，下火入白蜡溶化，候温用棉纸剪块三张，张张于油蜡内蘸之，贴于磁器帮上。用时揭单张贴患处，日换八、九次，力能定痛去腐生肌，其功甚速，切勿忽之。

——清·吴谦等《医宗金鉴》

生肌玉红膏

【主治】此膏治痈疽发背，诸般溃烂，棒毒等疮，用在已溃流脓时。先用甘草汤，甚者用猪蹄汤淋洗患上，轻绢挹净，用扺把挑膏于掌中，捺化，遍搽新肉上，外以太乙膏盖之，大疮洗换二次。内兼服大补气血之药，新肉即生，疮口自敛，此外科收敛药中之神药也。

【组成】当归二两 白芷五钱 白蜡二两 轻粉四钱 甘草一两二钱 紫草二钱 瓜儿血竭四钱 麻油一斤

【用法】上将当归、白芷、紫草、甘草四味，入油内浸三日，大杓内慢火熬微枯色，细绢滤清；将油复入杓内煎滚，入血竭化尽；次下白蜡，微火亦化。用茶钟四个，预放水中，将膏分作四处，倾入钟内，候片时方下研极细轻粉各投一钱，搅匀，候至一日、夜用之极效。

——清·吴谦等《医宗金鉴》

水仙膏

【主治】对口、发背、乳痈、鱼口、便毒及一切恶毒，无论已破未破，均极神效。凡悬痈及诸疮久不收口者，立能止痛生肌，百发百中。

【组成】水仙花兜　黄糖

【用法】水仙花兜，用黄糖（红沙糖亦可）和捣如泥敷之。此物鲜者平时难得，干则力缓，须存放阴湿之处，不可入土，以备急用。

——清·鲍相璈《验方新编》

芙蓉膏

【主治】一切痈疮疔疖热毒皆治，疮色白者勿用。

【组成】秋芙蓉叶　蜂蜜

【用法】秋芙蓉叶或生研或干研，加蜂蜜调敷周围，留疮头不敷，干则随换。或取汁和酒饮之更妙。初起者即消，已成者易穿，已穿者易敛。或用花或用根皮俱奇效。再加真赤小豆末（查药物备要便知）一钱，其效更速。但无蜜则粘紧难揭。

——清·鲍相璈《验方新编》

远志膏

【主治】一切痈毒初起，屡试神验。

第二部分　外科

【组成】远志肉

【用法】远志肉二两去心，酒煮捣烂如泥敷之，用油纸隔布扎定，过夜即消。

——清·鲍相璈《验方新编》

黄明膏

【主治】对口、发背、鱼口、便毒及一切痈疽肿毒，未成即消，已成即拔脓生肌，最为神效。

【组成】牛皮胶　好醋　铅粉　黄丹

【用法】牛皮胶一两，入铜器内好醋和煮，用筷子时时搅动，煮好加铅粉、黄丹各二钱搅匀，收入罐内，放水中拔出火毒，用布摊贴。

——清·鲍相璈《验方新编》

玉红膏

【主治】一切痈疽、发背、对口、大毒腐去孔深，洞见膜膈者。

【组成】当归　白芷　紫草　甘草　真麻油　血竭细末　白醋

【用法】当归二两，白芷五钱，紫草二钱，甘草一两二钱，用真麻油一斤，将前药浸五日，煎至药枯沥尽渣，将油再熬至滴水成珠，下血竭细末四钱搅匀，再下白醋二两溶化，离火微冷再下轻粉四钱，待成膏盖好，放水中三日拔去气听用，愈陈愈佳。凡疮口深陷，以新棉花蘸涂此膏塞之。用此填塞疮口，自能生肌长肉收口，诚外科圣药也。

——清·鲍相璈《验方新编》

洞天膏

【主治】一切红肿热毒痈疖，其效如神。

【组成】壮年头发 菜子油 活牛蒡草 生菊花连根 活苍耳草连根 生金银藤 生马鞭草 生仙人对坐草 白芷 甘草 五灵脂 当归 黄丹

【用法】先用壮年头发一斤，菜子油三斤，入锅熬至发枯去渣听用；再用活牛蒡草（又名大力草）、生菊花连根、活苍耳草连根、生金银藤、生马鞭草（又名龙芽齿）、生仙人对坐草各一斤（各草如难寻觅，少一二样亦可），入菜子油十两，熬至草枯沥尽渣，再加白芷、甘草、五灵脂、当归各半斤，如锅熬至药枯沥尽渣，俟油冷，将前熬头发之油合共称过斤两，每油一斤用炒透黄丹七两入油内搅匀再熬，熬至滴水成珠，以不粘指为度，离火冷透收贮听用。

——清·鲍相璈《验方新编》

洞天嫩膏

【主治】遮腮及小儿游风丹毒，并治红肿痈疖初起尚未作脓者，均极效验。

【组成】壮年头发 菜子油 活牛蒡草 生菊花连根 活苍耳草连根 生金银藤 生马鞭草 生仙人对坐草 白芷 甘草 五灵脂 当归 黄丹

【用法】先用壮年头发一斤，菜子油三斤，入锅熬至发枯去渣听用；再用活牛蒡草（又名大力草）、生菊花连根、活苍耳草连根、生金银藤、生马鞭草（又名龙芽齿）、生仙人对坐草各一斤（各草如难寻觅，少一二样亦可），入菜子油十两，熬至草枯沥尽渣，再加白芷、甘草、五灵脂、当归各半斤，如锅熬至药枯沥尽渣，俟油冷，将前熬头发之油合共称过斤两，每斤油内入炒透黄丹四两，熬黑收起听用。不必熬至滴水成珠，以嫩为度，太稠则不嫩也。

——清·鲍相璈《验方新编》

贝叶膏

【主治】对口、发背、鱼口一切溃烂痈毒，与腿部白油膏功同，屡试神效。

【组成】麻油　鸡子　白蜡

【用法】净麻油一斤，乱发鸡子大一个，将发入油中以文火熬化去渣，再入白蜡二两熔化，用纸浸油内取起，再浸再起，以油尽为度。纸要张张隔开，放在风前冷透一日，用贴患处，少刻脓粘满纸，日换十余次，数日脓尽生肌。

——清·鲍相璈《验方新编》

冲和膏

【主治】痈疡之症，似溃非溃，介于半阴半阳者。

【组成】紫荆皮　乳香　甘草　杭白芷　没药各等分

【用法】上为极细末。外涂。

——《慈禧光绪医方选议》

内府玉红膏

【主治】痈疽发背，对口疔疮，瘰疬结核。

【组成】硇砂四分　血竭四分　阿魏五分　雄黄五分　乳香五分　没药五分　儿茶五分　珍珠豆腐煮，三分　象牙炙黄，三分　轻粉三分　黄丹二钱

【用法】上为末。香油三两，黄蜡一两，猪油一两，铁锅熬溶，候温，入前药末搅，视油红色为度，搅匀成膏。或敷患处，或摊贴任用。疮痛，倍乳香、没药；紫血坚硬，倍血竭；生肌，倍珍珠，如无珍珠，火煅石决明代之；疮热，加冰片；疮不收口，加象皮；发背大疮，加男发灰。

——清·李文炳《仙拈集》

消疽膏

【主治】治疗一切疽。

【组成】松香三钱 宫粉三钱 细六安茶三钱 蓖麻仁去皮，二十九粒

【用法】上为末，先将蓖麻捣烂，然后入药末，捣成膏。如干，少加麻油捣匀。摊青布上，贴患处，再以棉纸（大些）盖好，扎住，七日痊愈。

——清·李文炳《仙拈集》

阳和解凝膏

【主治】一切已破阴疽恶毒，效若仙丹，万金难得，不可轻视。并治疟疾、冻疮皆效。

【组成】牛蒡子 指甲花 麻油 附子 桂枝 大黄 当归 肉桂 官桂 草乌 川乌 地龙 僵蚕 赤芍 白芷 白蔹 白及 川芎 续断 防风 荆芥 五灵脂 木香 香橼 陈皮 黄丹 乳香 没药 苏合油 麝香

【用法】新鲜大力子根叶梗（又名牛蒡子）三斤，活白凤仙花梗（又名指甲花）四两，用麻油十斤将二味熬枯去渣，次日以附子、桂枝、大黄、当归、肉桂、官桂、草乌、川乌、地龙（又名蚯蚓）、僵蚕、赤芍、白芷、白蔹、白及各二两，川芎四两，续断、防风、荆芥、五灵脂、木香、香橼、陈皮各一两，共入油熬枯沥渣；过夜油冷称过斤两，每油一斤加炒透黄丹七两搅匀，文火慢熬，熬至滴水成珠，越老越好。以油锅移放冷处，取制过乳香、没药各二钱，苏合油四两，麝香一两，研细入膏搅和。半月后摊贴。一应溃烂阴疽神效，冻疮贴一夜全消，溃者三张全愈，疟疾贴背心。此方惟麝香最贵，如无力制配，熬膏时不用，

俟用膏时每张加麝香数厘贴之亦可。

——清·鲍相璈《验方新编》

回阳玉龙膏

【主治】一切阴疽恶毒，敷之痛者能止，不痛者即痛而速愈，已破亦能收功。凡遇各项阴疽，如前阳和等膏制之不及，或贫寒力不能制者，此膏与后真君妙贴散皆有奇效。如乳岩及各阴疽险恶之症不能收功者，仍用阳和等膏为妥。

【组成】生草乌　生姜　白芷　生南星　肉桂

【用法】生草乌三两，生姜二两（煨），白芷（炒）、生南星各一两，肉桂五钱，共为末，用顶好烧酒调敷。

——清·鲍相璈《验方新编》

冲和膏

【主治】腋痈初起。此证一名夹肢痈，发于腋际，即俗名胳肢窝也。初起暴肿焮硬，色赤疼痛，身发寒热，难消必欲作脓。

【组成】紫荆皮炒，五两　独活炒，三两　白芷三两　赤芍炒，二两　石菖蒲一两五钱

【用法】上五味共为细末，葱汤、热酒俱可外敷。

——清·吴谦等《医宗金鉴》

乌龙膏

【主治】虚弱之人所患腋疽。此证一名米疽，又名疚疽，发于胳肢窝正中，初起之时，其形如核。

【组成】木鳖子去壳，二两　草乌半两　小粉四两　半夏二两

【用法】上四味于铁铫内，慢火炒焦，黑色为度，研细，以新汲水调敷。一日一换，自外向里涂之，须留疮顶，令出毒气。

——清·吴谦等《医宗金鉴》

万应膏

【主治】治疗石榴疽初起。此证生于肘尖上寸余，初起黄粟小疱，根脚便觉开大，色红焮肿，坚硬疼痛，肿如覆碗，破翻如榴，寒热如疟。

【组成】川乌 草乌 生地 白蔹 白及 象皮 官桂 白芷 当归 赤芍 羌活 苦参 土木鳖 穿山甲 乌药 甘草 独活 元参 定粉 大黄各五钱

【用法】上十九味，定粉在外，用净香油五斤，将药浸入油内。春五夏三，秋七冬十，候日数已足，入洁净大锅内，慢火熬至药枯，浮起为度。住火片时，用布袋滤去渣，将油称准，每油一斤，对定粉半斤，用桃、柳枝不时搅之，以黑如漆，亮如镜为度，滴入水内成珠，薄纸摊贴。

——清·吴谦等《医宗金鉴》

冲和膏

【主治】治疗石榴疽的焮肿处。

【组成】紫荆皮炒，五两 独活炒，三两 白芷三两 赤芍炒，二两 石菖蒲一两五钱

【用法】上五味共为细末，葱汤、热酒俱可外敷。

——清·吴谦等《医宗金鉴》

乌龙膏

【主治】内踝疽或外踝疽属虚弱将欲作脓，跳痛无时者。此二证生两足踝近腕之处，在内踝者名走缓，又名鞋带疽；在外踝者名脚拐毒。

【组成】木鳖子去壳，二两 草乌半两 小粉四两 半夏二两

【用法】上四味于铁铫内，慢火炒焦，黑色为度，研细，以

新汲水调敷。一日一换，自外向里涂之，须留疮顶，令出毒气。

———清·吴谦等《医宗金鉴》

4. 丹毒

犀角膏

【主治】热毒风丹并发背。

【组成】犀角六分，屑　升麻十大分　羚羊角六分　栀子仁二七枚　薤白切一升　吴蓝八分大蓝亦得　玄参六分　续断　大黄　白蔹　射干　白芷各六分　蛇衔切一升　寒水石十二分　黄芩六分　慎火草切，一升　麻黄六分，去节

【用法】上十七味，切，以竹沥三升，生地黄汁五合，渍药一宿，内猪脂二升，微火上煎十上十下，候白芷黄膏成，去滓，涂病上。

———唐·王焘《外台秘要》

升麻膏

【组成】升麻　白薇《肘后》作白蔹　漏芦　连翘　芒硝　黄芩各二两　蛇衔　枳实各三两　栀子四十枚　蒴藋四两

【用法】上十味微捣之，以水三升浸半日，以猪膏五升煎令水气尽，去滓，膏成，敷诸丹皆用之，日三，及热疮肿上。

———唐·孙思邈《备急千金要方》

泥金膏

【主治】丹毒、赤游风。

【组成】阴地上蚯蚓粪　熟皮硝①

【用法】蚯蚓粪三分之二，共一处，研细，新汲井水浓调，厚敷患处，干则再上。

【注释】

①熟皮硝：貉子皮熟皮硝。

——明·龚廷贤《寿世保元》

5. 流注

乌龙膏

【主治】流注初起。症见初发漫肿无头，皮色不变，凝结日久，微热渐痛，透红一点，方是脓熟，即宜用针开破。

【组成】木鳖子去壳，二两　草乌半两　小粉四两　半夏二两

【用法】上四味于铁铫内，慢火炒焦，黑色为度，研细，以新汲水调敷。一日一换，自外向里涂之，须留疮顶，令出毒气。

——清·吴谦等《医宗金鉴》

冲和膏

【主治】流注初起。

【组成】紫荆皮炒，五两　独活炒，三两　白芷三两　赤芍炒，二两
石菖蒲一两五钱

【用法】上五味共为细末，葱汤、热酒俱可调敷。

——清·吴谦等《医宗金鉴》

二、乳房疾病

1. 急性化脓性乳腺炎（乳痈）

五物雄黄蒿茹膏

【主治】妇人妒乳①、痈疮迟愈。

【组成】雄黄　白芨　雌黄　蒿茹各一分，并切　乱发如鸡子一枚

【用法】上以猪脂半斤，合煎三沸，去滓，乃内乱发，发尽药成，以涂疮，不过十日瘥。

【注释】

①妒乳：凡妇人女子乳头生小浅热疮，搔之黄汁出，浸淫渐长，百疗不瘥，动经年月，名为妒乳。

——唐·王焘《外台秘要》

柏皮膏

【主治】乳痈，众医不能疗。

【组成】柏皮三斤　猪膏

【用法】猪膏年多者佳，柏皮三斤，去黑皮，以猪膏煎之，但稍稍煎，柏皮熟黑便漉出，更煎余柏皮如初，尽以涂疮，甚验。

——唐·王焘《外台秘要》

丹参膏

【主治】乳肿、乳痈毒气燉作赤热，渐成攻刺疼痛，及治乳核结硬不消散。通顺经络，宣导壅滞。

【组成】丹参　芍药　白芷各等分

【用法】上细锉，以酒淹三宿，入猪脂半斤，微煎令白芷黄色，滤去滓，入黄蜡一两。每用少许，时时涂之。

——宋·《太平惠民和剂局方》

鲫鱼膏

【主治】乳痈初起。

【组成】活鲫鱼一个　山药如鱼长，一段

【用法】同捣如泥。敷扎，上以纸盖之。二三日内立消。

——清·李文炳《仙拈集》

冰豆膏

【主治】乳痈。

【组成】巴豆去净油，一粒　冰片三厘

【用法】用饭粘以手捏烂为丸。雄黄少许为衣。将丸捏扁贴眉心处，用清凉膏如钱大盖之，夏贴3个时辰，春、秋冬贴1日，去之。

——清·李文炳《仙拈集》

回阳玉龙膏

【主治】瘰疬痈。此证生于乳旁，初肿坚硬，形类结核，发长缓慢，渐增焮肿，色红疼痛。

【组成】军姜炒，三两　肉桂五钱　赤芍炒，三两　南星一两　草乌炒，三两　白芷一两

【用法】上六味制毕，共为细末，热酒外敷。

——清·吴谦等《医宗金鉴》

冲和膏

【主治】内吹乳属气郁者；外吹乳属俟寒热退仍肿者。内吹者，怀胎六、七月，胸满气上，乳房结肿疼痛。外吹者，兼子吮乳睡熟，鼻孔凉气，袭入乳房，与热乳凝结肿痛，令人寒热往来，烦躁口渴。

【组成】紫荆皮炒，五两　独活炒，三两　白芷三两　赤芍炒，二两石菖蒲一两五钱

【用法】上五味共为细末，葱汤、热酒俱可外敷。

——清·吴谦等《医宗金鉴》

2. 乳腺癌（乳岩）

季芝鲫鱼膏

【主治】乳岩。此证见自乳中结核起，初如枣栗，渐如棋子，无红无热，有时隐痛。

【组成】活鲫鱼肉　鲜山药去皮，各等分

【用法】上共捣如泥，加麝香少许、涂核上，觉痒极，勿搔动，隔衣轻轻揉之，七日一换，旋涂将消。

——清·吴谦等《医宗金鉴》

绛珠膏

【主治】乳岩，肿核初起者。

【组成】天麻子肉八十一粒 鸡子黄十个 麻油十两 血余五钱 黄丹水飞,二两 白蜡三两 血竭三钱 朱砂二钱 轻粉三钱 乳香三钱 没药三钱 儿茶三钱 冰片一钱 麝香五分 珍珠三钱

【用法】上将麻油炸血余至焦枯；加麻子肉、鸡子黄，再炸枯去滓；入蜡候化，离火少时，入黄丹搅匀，再加细药和匀，收用摊贴。

——清·吴谦等《医宗金鉴》

生肌玉红膏

【主治】乳岩，肿核初起者。

【组成】当归二两 白芷五钱 白蜡二两 轻粉四钱 甘草一两二钱 紫草二钱 瓜儿血竭四钱 麻油一斤

【用法】上将当归、白芷、紫草、甘草四味，入油内浸三日，大杓内慢火熬微枯色，细绢滤清；将油复入杓内煎滚，入血竭化尽；次下白蜡，微火亦化。用茶钟四个，预放水中，将膏分作四处，倾入钟内，候片时方下研极细轻粉各投一钱，搅匀，候至一日、夜用之极效。

——清·吴谦等《医宗金鉴》

三、瘿

甲状腺肿（气瘿）

苏子膏

【主治】气瘿。

【组成】腊月猪脂一升 苏子 桂心 大黄 当归 干姜 橘皮 蜀椒汁,各三分

【用法】上八味,切,以水六升,煮取二升,去滓,内猪脂,消尽服瘥。忌生葱。

——唐·王焘《外台秘要》

四、瘤、岩

生肉膏

【主治】痈瘤溃漏,及金疮百疮。

【组成】真当归 附子炮 甘草 白芷 川芎各一两 薤白一两 生地黄三两

【用法】上七味,㕮咀,以猪膏三升半合,微火煎白芷、地黄,去滓,稍以敷疮上,日三良。

——唐·王焘《外台秘要》

枯瘤膏

【主治】小瘤。

【组成】甘草

【用法】煎膏。笔蘸涂瘤傍四围,干后复涂,共三次;然后以大戟、芫花、甘遂等分为末,醋调,别笔涂敷其中。不得近著甘草处。次日缩小,又以甘草膏小晕三次,中间仍用大戟、芫

花、甘遂如前法，自然焦缩。

——清·李文炳《仙拈集》

五、皮肤及性传播疾病

1. 热疮

水银膏

【主治】小儿热疮。

【组成】水银 胡粉 松脂各三两

【用法】上三味，以猪脂四升煎松脂水气尽，下二物搅令匀，不见水银，以敷之。

——唐·孙思邈《备急千金要方》

藜芦膏

【主治】治小儿一切头疮，久即疽痒，不生痂①，方。

【组成】藜芦 黄连 雄黄 黄芩 松脂各三两 猪脂半斤 矾石五两

【用法】上七味为末之，煎令调和，先以赤龙皮天麻汤洗讫，敷之。（赤龙皮，榆木皮是也。）

【注释】

①痂：伤口或疮口血液、淋巴液等凝结成的东西，伤口或疮口痊愈后，自行脱落。

——唐·孙思邈《备急千金要方》

柳枝当归膏

【主治】一切热疮。

【组成】当归尾尖细梢，水浸，一两 杏仁浸，去皮尖，一百个 黄丹细研，水飞，六两 肥嫩柳枝三两半，切如一寸，水洗净，令干 肥嫩桃枝一两半，洗净，令干 芝麻油一斤

【用法】上件先令油热，下桃、柳枝熬，令半焦。以绵裹当归、杏仁，同熬至桃、柳枝黑焦为度，去药滓，滤油澄净，抹去铫子中滓秽令净，再上火令沸，旋旋入黄丹熬，滴水中不散为度，或只于纸上摊令不透纸为度。

——金元·李东垣《东垣试效方》

龙胆煎

【主治】热病，口疮发渴，疼痛不可忍，宜涂。

【组成】龙胆草　黄连　升麻　槐白皮①　大黄各一两　蔷薇根②竹叶各二两

【用法】上细锉。却以水两大盏，煎至一大盏，去滓，入蜜三合，慢火煎成膏，涂于疮上，有涎吐之。

【注释】

①槐白皮：槐皮。祛风除湿，消肿止痛。治风邪外中，身体强直，肌肤不仁，热病口疮，牙疳，喉痹，肠风下血，疽，痔，烂疮，阴部痒痛，汤、火烫伤。

②蔷薇根：入脾、胃经。清热利湿，祛风，活血，解毒。治肺痈，消渴，痢疾，关节炎，瘫痪，吐、衄、便血，尿频，遗尿，月经不调，跌打损伤，疮疖疥癣。

——明·董宿原《奇效良方》

2. 荨麻疹（瘾疹）

青羊脂膏

【主治】主风热赤疹痒，搔之逐手作疮。

【组成】青羊脂四两　芍药　黄芩　黄芪　白芷　寒水石各一两竹叶一升，切　石膏一斤，碎　白及　升麻　防风　甘草炙，各三分

【用法】上一十二味，切，先以水一斗煮石膏、竹叶，取五

升，合渍诸药，以不中水猪脂二升合煎，白芷黄膏成，以敷之。

——唐·孙思邈《千金翼方》

3. 疔疮

大黄膏

【主治】疔疥。

【组成】黄连十四铢　藜芦十二铢　大黄一两　干姜十四铢　蔄茹十铢　莽草十二铢　羊踯躅十铢

【用法】上七味，捣筛，以成煎猪脂二斤，微火向东煎之，三上三下，膏成，去痂汁，尽付之。神效。合时勿令妇人、鸡、犬见之。

——唐·王焘《外台秘要》

疥癣恶疮膏

【主治】治久病疥癣恶疮。

【组成】丹砂研　雄黄研　乱发　白蜜　松脂别入，各一两　蔄茹三两　巴豆十四枚，去皮　猪膏二升

【用法】上八味，先煎猪膏、乱发消尽，内松脂、蜜，三上三下，绞去滓，末蔄茹石药，纳膏中，更一沸，以搅令极调，以敷疮上，日三，瘥止，神效。

——唐·王焘《外台秘要》

神异膏

【主治】一切疮疥。

【组成】全蝎七个，去毒　皂角一挺，锉碎　巴豆七粒，去壳　蛇床子三钱　清油一两　黄蜡半两　轻粉半字　雄黄另研，三钱

【用法】上先用皂角、全蝎、巴豆煎油变色。去了三味，入

黄蜡化开，取出，冷处入雄黄、蛇床末、轻粉，和匀成膏。先用苦参汤温洗，后以药擦疮疥上，神效。

——金元·危亦林《世医得效方》

十香膏

【主治】疥疮。

【组成】白矾枯　轻粉　水银　雄黄　川椒_{去目，炒}　樟脑各一钱　槟榔一个，研末　杏仁四十个，去皮，同研　大枫子去皮肉，四十个，另研

【用法】上共和匀，用柏油^①八钱，俱入乳钵内，研至不见水银星为度，丸如弹子大。待疮疥痒，将药丸于患处滚过。

【注释】

①柏油：柏脂，从乌柏籽的中果皮所得的白色脂肪。主要用于制脂肪酸和肥皂等。

——明·龚廷贤《寿世保元》

苍术膏

【主治】疥疮，形势已定，无论虚实者。

【组成】南苍术切片，入砂锅内水煮减半，取汁再加水煮如前，以术无味为度，并汁一处，用小砂锅再煎，如干一寸加汁一寸，煎成膏，加蜂蜜四两和匀，十斤

【用法】每服二羹匙，空心，白滚水调服。

——清·吴谦等《医宗金鉴》

4. 梅毒（杨梅疮）

秘传水银膏

【主治】杨梅风毒溃烂，危恶，多年不愈者，经验神方。

【组成】黄连各一钱　川大黄五分，三味另研　雄黄　胆矾　青黛　儿茶　铜青各三分　轻粉　枯矾各四分　大枫子去油，取净霜五分，黑者勿用

珍珠一分半，生用　冰片一分半，二味另研　人言①人壮者七厘，弱者半分，中者六厘

【用法】上十四味为极细末，分作三分，每分约一钱八分。

【注释】

①人言：砒霜的别名。

——明·张景岳《景岳全书》

茯苓膏

【主治】杨梅疮，并治风毒。

【组成】当归　白蒺藜　羌活　生地　熟地　甘草去皮　连翘　木通各三钱　土茯苓半斤

【用法】上为粗末，用水五六碗，熬将半，用绢滤去滓，再熬成膏，晾冷。每服一大酒盅，日三服。轻者五六料，重者十料，全愈。熬药须用砂锅。忌房事、鸡、鱼、牛肉、椒、醋等发物。

——明·张景岳《景岳全书》

黑虎膏

【主治】杨梅风块，作肿作痛，及痈疽、瘰疬毒，并一切无名肿毒。

【组成】草乌四两　南星　半夏　五倍子三两，同绿豆五两，共炒焦　大黄一两　黄柏一两　姜黄一两　干姜五钱

【用法】上为细末，共和匀，用葱汁、米醋调成膏，贴块上。时常以葱、醋润之，毋令干燥。其膏一日又取下，加些新的，复研再贴，以消为度。

——明·龚廷贤《寿世保元》

解毒紫金膏

【主治】杨梅结毒，腐烂作臭，脓水淋漓，用之甚效。

【组成】明净松香　皂矾煅赤，各一斤

【用法】共研极细末，香油调稠；先用葱、艾、甘草煎汤洗净患处，再搽此药，油纸盖住，以软布扎紧，三日一换。

——清·吴谦等《医宗金鉴》

5. 湿疹（湿疮）

葱连膏

【主治】湿疮。

【组成】飞丹二钱　乳香　没药　黄连各五分　血竭一钱　冰片一分　松香五钱　蓖麻子十八粒　葱白带须，七根

【用法】共为末，将葱头打烂和匀，以菜油调做夹纸膏贴之。

——清·华岫云《种福堂公选良方》

6. 白驳风（白癜风）

苍耳膏

【主治】白驳风。此证自面及颈项，肉色忽然变白，状类斑点，并不痒痛。施治宜早，若因循日久，甚者延及遍身。

【组成】苍耳鲜者，连根带叶取五、七十斤，洗净

【用法】切碎，入大锅内煮烂，取汁，绢滤过，再熬成膏，瓷罐盛之。用时以桑木匙挑一匙，噙口内，用黄酒送下。服后有风处，必出小疮如豆粒大，此风毒出也，刺破出汁尽即愈。忌猪肉。

——清·吴谦等《医宗金鉴》

7. 痘疹

紫草膏

【主治】红紫黑陷热毒。

【组成】紫草茸　白附子　麻黄去节　甘草各五钱　全蝎八枚，炒

【用法】上为细末，用蜂蜜一两，酒半盏，入紫草煎熬成膏，旋入各药，丸如皂角子①大，每服一丸，仍用紫草汤化下。如治惊搐，用金银箔为衣，薄荷汤下。

【注释】

①皂角子：皂荚子。功效：润肠通便；祛风散热；化痰散结。主治：大便燥结；肠风下血；痢疾里急后重；痰喘肿满；疝气疼痛；瘰疬；肿毒；疮癣。

——明·孙一奎《赤水玄珠》

三仁膏

【主治】痘疹大便坚实不宜下者，服此润通。

【组成】火麻仁炒，去壳，一两　松子去壳，去皮，七钱　桃仁去皮妙，五钱

【用法】上研烂，加芝麻一合，微炒，研细，入蜜水，研极烂，以帛①滤去壳，同前三仁蜜汤调下。看大小用之。

【注释】

①帛：丝织品的总称。

——明·孙一奎《赤水玄珠》

龙脑膏

【主治】痘毒出不透，心烦狂乱如见鬼神，或已出、未出、留伏，黑恶毒等症。

【组成】冰片

【用法】冰片研末，新宰猪心血和丸，圆眼核大。小儿服半丸，大人服一丸。凡狂妄烦躁者，心经毒盛也，紫草汤下。昏瞀不醒者，伏热在心经也，井花水下。血疱浆不回者，紫草汤下。

浆坐疱陷者，温酒化下。

——明·孙一奎《赤水玄珠》

乌金膏

【主治】发热至七日以前，或因风寒痘不起发，或红紫，或惊搐，俱可用。

【组成】僵蚕_{酒洗} 全蝎_{去足尾，酒洗} 甘草 紫草 白附子_{味苦内白者真} 麻黄各五钱 穿山甲_{炒末，二钱半} 蝉蜕_{去头足，酒洗净，二钱}

【用法】上为末，将红花、紫草各一两，好酒二盅，熬去大半，去渣入蜜五两，慢火同熬，滴水成珠为度。丸如龙眼核大，每服一丸，灯芯汤化下。

——明·孙一奎《赤水玄珠》

蝉蜕膏

【主治】御风邪辟恶气，透肌肉，发痘疮。

【组成】蝉蜕_{酒洗，去头足} 当归 防风 甘草 川芎 荆芥穗 升麻 白芍各等分

【用法】上为末，炼蜜丸，芡实大，每服一丸，薄荷汤化下。

——明·孙一奎《赤水玄珠》

四圣膏

【主治】治痘出齐后，其间有紫黑胀硬，独大而无根晕者，痘疔也。

【组成】珍珠 碗豆 乱发_{三者各烧灰存性，等分} 冰片少许

【用法】用油胭脂调成膏，先将银簪拨开疔口，将药填于疮内，即转红活。或用雄黄研细末，以胭脂浓浸水，调点疔上，亦化而为痘。

——明·孙一奎《赤水玄珠》

乳香猪血膏

【主治】痘不起发。

【组成】乳香

【用法】乳香研细，猪心血丸如樱桃大。每服一丸，用水磨化下。

——明·孙一奎《赤水玄珠》

拔毒膏

【主治】痘疔。

【组成】雄黄研

【用法】雄黄研 胭脂 重浸水，令脓，调雄黄点疔痘上，立时红活，亦神法也。盖雄黄能拔毒，胭脂能活血也。

——明·孙一奎《赤水玄珠》

猪髓膏

【主治】痘疹不靥[①]，及痂靥不落者，涂之即落。

【组成】猪骨髓 白蜜

【用法】上二味，以火熬一二沸，退凉，用鸡翎扫上即落。

【注释】

①靥：旧指女子在面部点搽妆饰。

——明·张景岳《景岳全书》

百花膏

【主治】痘燥痂皮溅起作痛，或疮痂欲落不落者。

【组成】蜜

【用法】蜜不拘多少，略用汤和，时时以鹅翎润痛处，疮痂亦易落，无痕。

——明·张景岳《景岳全书》

玉颜膏

【主治】论痘疮初出，先用此药涂面。若用之早，则痘疹不生于面，用之迟，虽出亦稀少。

【组成】黄柏去皮，一两 绿豆粉四两 甘草生，四两 红花二两

【用法】上为末，香油调成膏，从耳前、眼、唇、面上并涂之，日三五度。

——明·龚廷贤《寿世保元》

8. 癣

五龙膏

【主治】疥癣。

【组成】硫黄 白矾 白芷 吴茱萸 川椒各等分

【用法】上为细末，煎油调涂之。

——明·董宿原《奇效良方》

水银膏

【主治】一切癣。

【组成】水银一分 芜荑仁[①]研末 姜黄研末，各半两 酥二两

【用法】上先将酥和水银，以柳椎研搅，候水银散，即下芜荑、姜黄末搅匀，瓷盒盛，旋取涂癣上，日三两次。

【注释】

①芜荑仁：消积杀虫。用于小儿疳积，蛔虫病，蛲虫病。

——明·董宿原《奇效良方》

定粉膏

【主治】干湿癣、风癣，不拘年月。

【组成】定粉 水银 芜荑 胭脂各一分

【用法】上同研匀，用陈猪脂一两，同研成膏。先用汤洗，后以膏子临卧涂之，一上便瘥。本法猪脂须用三年以上者，今若无，但陈者亦可，仍用后方淋洗。

——明·董宿原《奇效良方》

黄连膏

【主治】一切久癣，积年不瘥，四畔潜侵，复变成疮，疮疱赤黑，痒不可忍，搔之出血。

【组成】黄连去须 黄柏去粗皮 豉细研 蔓荆子 杏仁汤浸，去皮、尖、双仁，细研，各半两 水银一钱

【用法】上先以水银于掌中，唾研如泥，次入乳钵内，下生油一合和匀，次入药末，同研成膏，瓷盒盛，日三五度涂疮上。

——明·董宿原《奇效良方》

柏脂膏

【主治】干癣。

【组成】柏油一斤 黄蜡半斤 杏仁四十五粒 朴硝一抄

【用法】上件，铁器内，用老生姜、葱白三根，一顺搅五七次，煎沸，滤过成膏，搽之。

——明·孙一奎《赤水玄珠》

羌活膏

【主治】顽癣疥癞，风疮成片，流黄水，久不瘥。

【组成】羌活 独活 明矾 白鲜皮 硫黄 狼毒各一两 黄丹 白附子 蛇床子各半两 轻粉二钱半

【用法】为细末，油调成膏，搽之。

——明·孙一奎《赤水玄珠》

六、肛门直肠疾病

1.痔疮（痔）

槐皮膏

【主治】谷道中①痒痛痔疮方。

【组成】槐皮五两 甘草 当归 白芷各二两 陈豉 桃仁各五十粒去皮 赤小豆二合

【用法】上七味剉②，以猪膏二升，煎候白芷黄，膏成，去滓以涂之，日三度。

【注释】

①中：受到，遭受

②剉（cuò）：铡切

——晋·陈延之《小品方》

猪悬蹄青龙五生膏

【主治】肺虚劳寒损，至肠中生痔，名曰肠痔，肛门边有核痛，寒热得之，好挺出，良久乃缩而疮生。

【组成】猪悬蹄甲三枚，炙 生梧桐白皮四两 生龙胆五分 生桑白皮五分 蛇蜕皮五分 雄黄五分 生青竹皮六分 生柏皮七分，炙 露蜂房炙 蜀椒汗，各三分 猬皮 附子炮，各四分 杏仁二十枚，去皮

【用法】上十三味，细切，绵裹，以苦酒二升浸一宿，于火上炙燥，捣筛，以猪脂三升和，微火煎之如薄糖，敷并酒服如枣核。

——唐·王焘《外台秘要》

蜂房膏

【主治】肾劳虚，或醉酒当风，所损肾脏，病所为酒痔，肛

门肿生疮，因酒劳伤发，泻清血，肛门疼痛。

【组成】蜂房三两，炙　生槐白皮十两　楝实　桃仁各五十枚，熬　白芷二两　赤小豆一合，碎　猪膏一升半

【用法】上七味，㕮咀，绵裹，以苦酒一斤渍一宿，下膏煎，取酒尽膏成，去滓，取杏子大，绵裹内肛门中，又酒服一方寸匕。

——唐·王焘《外台秘要》

槐白皮膏

【主治】主下部痒痛，痔疮。

【组成】槐白皮五两　赤小豆二合　楝实桃仁各五十枚　当归三两　白芷　甘草各二两

【用法】上七味，以成煎猪膏一斤微火煎，白芷色黄去滓，摩病上，兼导下部中。

——唐·孙思邈《千金翼方》

槐白皮膏

【主治】内外诸痔，肿核结硬，或痒发无时，或痛不可忍，或肛边生疮，赤烂侵溃，或鼠乳附核，久不消散。

【组成】槐白皮　楝实各五两　甘草　白芷各二两　赤小豆　二合桃仁六十枚　当归三两

【用法】上七味，㕮咀①，以煎成猪膏一斤，微火煎白芷黄，药成。每用，摩疮上，日再用。

【注释】

①㕮咀：中药加工的一种方法。先用嘴将药咬碎，以便煎服，后用其它工具锉碎、切细等。

——宋·《太平惠民和剂局方》

五灰膏

【主治】脏腑一切蕴毒，发为痔疮，不问远年近日，形似鸡冠、莲花、核桃、牛乳，或内或外，并皆治之。

【组成】荞麦灰，七升 荆柴 蓟柴 山白竹 老杉枝

【用法】上以四件，柴竹截作一尺许长，以斧劈成片，名取一束，晒干。于火上烧过，置坛内为炭，防为风所化。俟烧尽，却以水于锅内煮出炭汁。又用酒漏以布帛实其窍，而置荞麦灰于酒漏内，以所煮炭汁淋之。然后取汁于锅内慢火熬汁，约取一小碗，候冷，入石灰、国丹调和成膏，以瓦瓶贮之，上用石灰敷面，不令走气。临用，却去石灰，以冷水调开。令病者以水洗净痔疮，仰卧，搭起一足，先以湿纸于疮四围贴护，却用。收效必矣。

——金元·危亦林《世医得效方》

蜗牛膏

【主治】敷痔疮极效。

【组成】蜗牛一枚 片脑 麝香各少许

【用法】上同研烂，用瓷盒盛，次早取汁傅疮上。

——明·董宿原《奇效良方》

熊胆膏

【主治】痔极效。

【组成】熊胆 片脑

【用法】上各等分。研细，用井花水调，以鸡羽扫痔上。

——明·董宿原《奇效良方》

胜雪膏

【主治】翻花等痔，热痛不可忍，或已成疮。

【组成】冰片 铅霜

【用法】上末，好酒研成膏，涂上即愈。

——明·孙一奎《赤水玄珠》

2. 直肠脱垂（脱肛）

槐皮膏

【主治】五痔脱肛，止痛痒血出。

【组成】槐白皮二两　薰草　辛夷　甘草　白芷各半两　野葛六铢　巴豆七枚，去皮　漆子六枚　桃仁十枚，去皮　猪脂半斤

【用法】上十味，切，以猪脂煎三上三下，去滓，以绵沾膏塞孔中，日四五过，虫死瘥。止痒痛大佳。

——唐·王焘《外台秘要》

紫葳膏

【主治】脏热肛门脱出。

【组成】紫葳一大握（又名鱼腥草）

【用法】以鱼腥草擂烂如泥，先用朴硝水洗，掺肛门，用芭蕉托入，却用药于臀下贴坐，自然收入。

——金元·危亦林《世医得效方》

3. 肛漏（漏疮）

乳香云母膏

【主治】漏疮。

【组成】穿山甲浸一宿，去肉，用一百片　真蚌粉同炒，候香熟起泡，去粉，以甲为末，细研

【用法】上入乳香末一钱，麝香半钱，夹和云母膏十五贴为丸，梧桐子大。每服三十丸，温酒下。仍以鹿角胶调盐、酒服神授散。

——金元·危亦林《世医得效方》

雄黄膏

【主治】治积年冷漏，黄水不止。

【组成】雄黄 硫黄研细，各一分 头发 黄蜡各半两

【用法】上用清油二两，煎熬头发，熔尽去滓，次入雄黄、硫黄、碎片黄蜡，慢火上用柳枝频搅为膏，摊生绢贴。用药先以赤甘草头煎汤洗。或露蜂房、白芷煎汤，常洗常贴。

——金元·危亦林《世医得效方》

4. 便毒

琥珀膏

【主治】便毒既溃，此方用于生肌敛口。此证又名血疝，又名便痈，无论男女，皆可以生。发于少腹之下，腿根之上折纹缝中。由强力房劳，忍精不泄，或欲念不遂，以致精博血留，聚于中途，壅遏而成；或为暴怒伤肝，气滞血凝而发。

【组成】定粉一两 血余八钱 轻粉四钱 银朱七钱 花椒十四粒 黄蜡四两 琥珀末，五分 麻油十二两

【用法】将血余、花椒、麻油炸焦，捞去滓，下黄蜡熔化尽，用夏布滤净，倾入瓷盆内，预将定粉、银朱、轻粉、琥珀四味，各研极细，共合一处，徐徐下入油内，用柳枝不时搅之，以冷为度。绵胭脂摊贴，红绵纸摊贴亦可。

——清·吴谦等《医宗金鉴》

万应膏

【主治】便毒既溃，此方用于生肌敛口。

【组成】川乌 草乌 生地 白蔹 白及 象皮 官桂 白芷 当归 赤芍 羌活 苦参 土木鳖 穿山甲 乌药 甘草 独活 元参 定粉 大黄各五钱

【用法】上十九味，定粉在外，用净香油五斤，将药浸入油内。春五夏三，秋七冬十，候日数已足，入洁净大锅内，慢火熬至药枯，浮起为度。住火片时，用布袋滤去滓，将油称准，每油一斤，对定粉半斤，用桃、柳枝不时搅之，以黑如漆，亮如镜为度，滴入水内成珠，薄纸摊贴。

——清·吴谦等《医宗金鉴》

七、周围血管疾病

血栓性深静脉炎（股肿、青蛇毒）

巴膏

【主治】青蛇毒，蛇头向上者。此证又名青蛇便，生于小腿肚之下，形长二三寸，结肿、紫块、僵硬，憎寒壮热，大痛不食。

【组成】象皮六钱　穿山甲六钱　山栀子八十个　儿茶令研极细末，二钱　人头发一两二钱　血竭令研极细末，一钱　硇砂令研极细末，三钱　黄丹飞　香油　桑、槐、桃、柳、杏枝各五十寸

【用法】上将桑、槐、桃、柳、杏五枝，用香油四斤，将五枝炸枯，捞出；次入象皮、穿山甲、人头发、炸化；再入山栀子炸枯，用绢将药滓滤去，将油复入锅内煎滚，离火少顷。每油一斤，入黄丹六两，搅匀，用慢火熬至滴水中成珠，将锅取起；再入血竭、儿茶、硇砂等末搅融，用凉水一盆，将膏药倾入水内，用手扯药千余遍，换水数次，拔去火气，瓷罐收贮。用时不宜见火，须以银杓盛之，重汤炖化，薄纸摊贴。

——清·吴谦等《医宗金鉴》

第三部分 妇 科

一、月经病

1. 功能性子宫出血（崩漏）

蔷薇根煎

【主治】妇人崩中及痢，一日一夜数十起，大命欲死，多取诸根煎丸，得入腹即活。若诸根难悉得者，第一取蔷薇根令多，多仍合之，遇有酒以酒服，无酒以饮服。其种种根当得二斛为佳。

【组成】悬钩根 蔷薇根 柿根 芰葀各一斛

【用法】上四味，刼，合釜中以水淹，使上余四五寸水，煮，使三分减一，去滓。无大釜，稍煮如初法，都毕，会汁煎，取可丸，丸如梧桐子。酒服十丸，日三良。

——唐·王焘《外台秘要》

坐药龙盐膏

【主治】治带下。

【组成】丁香花一钱半 全蝎五个 木香一钱半 良姜一钱 川乌头一钱半,炮 枯矾半钱 龙骨二钱 茴香三分 当归尾一钱 玄胡五钱 炒盐二钱 汉防己酒制,一钱 厚朴三钱 红豆 肉桂各二钱 木通一钱

【用法】上为细末，炼蜜为丸如弹子大。绵裹，留丝在外，纳丸药阴户内。

——金元·李东垣《东垣试效方》

金凤膏

【主治】异人①传授秘方，治血崩如神。

【组成】金樱子 雄鸡

【用法】白毛乌肉雄鸡一只，吊死，水泡，去毛去肠杂不用，将金樱子之根洗净切片，装入肚内，酒煮，令熟，去药，将鸡酒任意食之。

【注释】

①异人：有异才的人。

——明·龚廷贤《寿世保元》

2. 闭经

花鞭膏

【主治】妇女月经闭结，腹胁胀痛欲死者。

【组成】水红花洗净，一斤 马鞭草洗净，熬膏，一斤 当归二两 生地二两 白芍二两 玄胡二两 灵脂二两 乌药一两 木香一两 红花一两 没药一两

【用法】上为末，和膏内，如膏少，加米糊为丸。每服80丸，空心酒下。

——清·李文炳《仙拈集》

二、带下病

龙盐膏

【主治】赤白带下。

【组成】丁香 川乌炮 木香各一钱半 全蝎五枚 良姜 木通各一钱 枯矾五分 龙骨 茴香 归梢 炒黄盐 防己酒洗 红豆 肉桂各二钱 厚朴三钱 玄胡索五钱

【用法】上为末，炼蜜丸，弹子大，绵裹留丝在外，纳阴户内。

——明·孙一奎《赤水玄珠》

三、妊娠病

1. 难产

如圣膏

【主治】难产胎衣不下，及生产数日，并死胎不下者，效。

【组成】蓖麻子一两　雄黄二钱

【用法】上用蓖麻子一两去壳、雄黄二钱研细成膏，涂母右脚心，才下即速洗去。不洗则肠出，用此膏子涂顶上，肠自入，如圣之妙。

——金元·危亦林《世医得效方》

独胜膏

【主治】难产胎死，胞衣不下。

【组成】蓖麻仁去壳，十四粒

【用法】捣如泥，涂两足心，立刻即下，急洗去；不去，子肠即出。如出，仍以此膏涂顶心，肠即缩回，急去之。

——清·李文炳《仙拈集》

2. 习惯性流产（久惯小产）

治久惯小产神效膏（寿阳孙中山观察传方）

【主治】久惯小产。

【组成】当归一两　生地八两　白术六钱　甘草三钱　续断六钱　条芩酒炒，一两　白芍酒炒，五钱　黄芪五钱　肉苁蓉五钱　益母草一两

【用法】上药用麻油二斤，浸七日，熬成膏，加白蜡一两，

再熬三四滚，加净黄丹四两五钱，再熬。再加飞过龙骨一两，搅匀。用时以煅摊碗口大，贴丹田上，四日一换。贴过八个月为妙，保胎万全。

——清·鲍相璈《验方新编》

3. 逆产

三妙膏

【主治】横生逆产，胎死腹中，胞衣不下。

【组成】蓖麻仁十九粒　巴豆八粒　麝香半分

【用法】共捣如泥。摊贴脐下丹田穴①。须臾即下，急急洗去。

【注释】

①丹田穴：别名关元穴。属任脉。在下腹部，前正中线上，当脐中下三寸。

——清·李文炳《仙拈集》

四、产后病

1. 产后自汗、盗汗

猪膏煎

【主治】妇人产后体虚寒热，自汗出。

【组成】猪膏　生姜汁　白蜜各一升　清酒五合

【用法】上四味合煎令调和，五上五下，膏成，随意以酒服，瘥。当用炭火上煎。

——唐·孙思邈《千金翼方》

2. 产后中风

木防己膏

【主治】产后中风。

【组成】木防己半斤　茵芋五两

【用法】上二味切，以苦酒九升渍一宿，猪膏四升煎，三上三下，膏成，炙手摩之千遍，佳。

——唐·孙思邈《千金翼方》

3. 产后虚乏

桃仁煎

【主治】万病，妇人产后百病诸气方。

【组成】桃仁一千二百枚，去双仁尖皮，熬令香

【用法】上一味，捣，务令极细熟，以上好酒一斗五升，研三四遍，如作麦粥法，以极细为佳。内小长项瓷瓶中令满，以面遍封之，务取密，内汤中，煮一伏时，不停火，使瓶口常出汤，勿令没，药成，温酒和服一匙，日再。丈夫服亦极妙。

——唐·王焘《外台秘要》

地黄羊脂煎

【主治】产后诸病羸瘦，欲令肥白，饮食和调。

【组成】生地黄汁一升　生姜汁五升　羊脂二斤　白蜜五升

【用法】上四味，先煎地黄汁，令余五升，下羊脂煎减半，次下姜，次下蜜，便以铜器盛，著汤中煎，令如饴状。空肚，酒一升，取煎如鸡子大，投酒中饮，日三，良。

——唐·王焘《外台秘要》

石斛生地黄煎

【主治】妇人虚羸短气，胸胁逆满，风气。

【组成】石斛　甘草炙　紫菀各四两　桂心二两　生地黄汁　淳酒各八升　茯苓一斤　大黄八两　麦门冬二升，去心　桃仁半升，去皮尖，熬

【用法】上十味，捣末，合盛铜器中，加炭火，内鹿角胶一

斤，数搅之，得一升，次内饴三斤、白蜜三升，合和调，更于铜器中釜汤上煎搅之，以生竹抄，无令著器，搅令尽相得，药成。先食，酒服如弹丸，日一服。

——唐·王焘《外台秘要》

生地黄煎

【主治】妇人产后虚羸短气，胸胁逆满，风寒方。

【组成】生地黄八两　茯苓　麦门冬各一斤，去心　桃仁半升，去皮尖　甘草一尺，炙　人参三两　石斛　桂心　紫菀各四两

【用法】上九味合捣筛，以生地黄汁八升、淳清酒八升合调，铜器中炭火上内鹿角胶一斤，数搅之，得一升，次内饴三升、白蜜三升，于铜器中釜汤上煎令调，药成，先食服如弹丸一枚，日三。不知，稍加至二丸。

——唐·孙思邈《千金翼方》

4. 产后泌尿系感染（产后小便淋痛）

参术膏

【主治】产后胞损成淋沥证，或遗尿。

【组成】人参二钱五分　白术二钱　黄芪一钱半　茯苓　陈皮　桃仁各一钱　炙甘草五分

【用法】用猪、羊胞煮汤，入药煎服。产后胞损，必令气血骤长，其胞可完，若稍迟缓，恐难成功。故以参、芪、术、草以补之，加陈皮以宣其滞，桃仁以活其血，茯苓以助其下行。用猪、羊胞煮汤，入药煎服，取其以胞补胞之义，不特引经也。（丹溪曰：收生不谨，以致损胞，而得淋沥。有徐氏妇，壮年患此，因思肌肉破伤，在外者且可补完，胞虽在内，自亦可治。诊其脉虚甚，因悟曰：难产之人，多是气虚，难产之后，气血尤

虚。因用峻补，以参术膏，煎以猪羊胞，极饥时与之，每剂一两，一月而安。）

——清·吴仪洛《成方切用》

五、妇科杂病

1. 阴肿

桃仁膏

【主治】产后阴肿妨闷。

【组成】桃仁_{去皮尖，研膏} 枯矾_末 五倍子_{各等分，末}

【用法】上以末药桃仁膏拌匀，敷之。

——金元·危亦林《世医得效方》

2. 阴痒

槐皮膏

【主治】下部痛痒生疮。

【组成】槐白皮_{五两} 赤小豆_{一小合} 白芷_{二两} 楝实_{五十枚} 桃仁_{五十枚，去皮尖双仁} 甘草_{二两，生} 当归_{二两}

【用法】上七味切，以苦酒渍一宿，旦以猪膏一升微火煎，白芷黄即成，去滓，摩上，日再，并内下部中三寸，瘥。

——唐·孙思邈《千金翼方》

桃仁雄黄膏

【主治】妇人因湿热而阴痒。

【组成】桃仁_{研膏，五钱} 雄黄_{末，三钱}

【用法】上二味研匀，用鸡肫肝切片，蘸药纳户中，其虫即钻入肝，而痒自止。

——清·吴谦等《医宗金鉴》

3. 阴吹

膏发煎

【主治】妇人阴吹。阴吹指阴中时时气出有声，如谷道转矢气状。

【组成】妇人乱发—团

【用法】上用猪膏熬化服之，小便利则愈。

——清·吴谦等《医宗金鉴》

第四部分　儿　科

一、肺系病证

1. 鼻塞

细辛膏方

【主治】小儿鼻塞不通。

【组成】细辛　通草各一分　辛夷仁一分半　杏仁二分，去皮

【用法】上四味，切，羊髓三合、猪脂三合，缓火煎之，膏成绞去滓。取一米粒许大，以内鼻孔中，频易瘥。

——唐·王焘《外台秘要》

葱涎膏

【主治】初生肺壅鼻塞，乳食不下。

【用法】上用牙皂、草乌，取葱涎杵成膏，贴囟上。

——金元·危亦林《世医得效方》

2. 肺炎（咳嗽）

八物生姜煎

【主治】少小咳嗽。

【组成】生姜七两　干姜四两　桂心二两　甘草三两　杏仁一升，去尖皮　款冬花　紫菀各三两　蜜一升

【用法】上药末之，以蜜合诸药，微火煎之使如饴（左饣右甫），量其大小多少，与儿含咽之，百日小儿含如枣核许，日四五，甚良。

——唐·王焘《外台秘要》

人参款冬花膏

【主治】论小儿脾胃虚寒，久嗽不已，咽膈满闷，咳嗽痰涎，呕逆恶心，肚腹膨胀，腰背倦痛，虚劳冷嗽，诸药无效者，服。

【组成】人参八钱　紫菀一钱　款冬花去梗，八钱　桑白皮炒，一两　贝母二钱半　桔梗炒，二钱半　紫苏五钱　槟榔五钱　木香五钱　杏仁去皮，炒，八钱　五味子八钱　马兜铃二钱半

【用法】上为末，炼蜜为丸，如龙眼大。每服一丸，姜汤化服。

——明·龚廷贤《寿世保元》

宁嗽膏

【主治】论小儿一切咳嗽不已，用。

【组成】麻黄　杏仁去皮尖　桔梗去芦　甘草　知母　贝母　款冬花　黄芩　紫菀各五钱　黄连一钱　香附童便炒，三钱　牛胆南星一两

【用法】上为细末，炼蜜为丸，如芡实大。每一丸，白汤食后化下。

——明·龚廷贤《寿世保元》

3. 感冒

羌活膏

【主治】论小儿风寒外感，惊风内积，发热喘促，咳嗽痰涎，潮热搐搦，并痘疹初作。

【组成】人参　羌活　独活　前胡　川芎　桔梗　天麻各五钱　薄荷　地骨皮各三钱　甘草二钱

【用法】上为细末，炼蜜为丸，如芡实大。每服一丸，姜汤研化下。

——明·龚廷贤《寿世保元》

二、脾胃系病证

1. 吐泻

助胃膏

【主治】治小儿胃气虚弱，乳食不进，腹胁胀满，肠鸣泄泻，呃①乳便青，或时夜啼，胎寒腹痛。

【组成】白豆蔻仁 肉豆蔻煨 丁香 人参 木香各一两 白茯苓去皮 官桂去粗皮 白术 藿香叶 缩砂仁 甘草炙，各二两 橘红去白 山药 各四两

【用法】上为细末，炼蜜和成膏。芡实，量儿大小加减，米饮化下，不拘时候。

【注释】

①呃（xiàn）：不作呕而吐，亦泛指呕吐。

——宋·《太平惠民和剂局方》

助胃膏

【主治】小儿胃寒吐泻，乳食不化，不思乳食，脾胃虚弱。

【组成】人参去芦 白术炒 白茯苓 甘草炙 丁香各五钱 砂仁四十个 木香三钱 白豆蔻十四个 干山药一两 肉豆蔻四个，煨

【用法】上为细末，炼蜜为丸，如芡实大。每服一丸，用米饮汤磨化，食前服。

——明·董宿原《奇效良方》

人参膏

【主治】小儿吐泻，脾胃虚，困倦不食，腹痛。

【组成】人参 木香 诃子炮 肉豆蔻煨 丁香 藿香 砂仁 甘草炙，各等分

【用法】上为细末，炼蜜为丸，如芡实大。每服一丸，白汤化下，不拘时。

——明·董宿原《奇效良方》

益中膏

【主治】小儿吐泻，胃虚呕逆。

【组成】陈皮一两 丁香二钱 诃子炮 肉豆蔻煨 甘草炙，各半两

【用法】上为细末，炼蜜为丸，如芡实大。每服一丸，食前米汤化下。

——明·董宿原《奇效良方》

助胃膏

【主治】脾胃虚寒，吐泻，饮食不化等证。

【组成】人参 白术炒 茯苓 甘草炙 丁香各五钱 山药一两，炒 砂仁四十个 木香三钱 白豆蔻十四个 肉豆蔻面煨，四个

一方无木香，名香砂助胃膏。

【用法】上为末，蜜丸，芡实大。每服十丸，米饮化下。

——明·张景岳《景岳全书》

助胃膏

【主治】论小儿吐泻，脾胃虚弱，饮食不进，腹胁胀满，肠鸣久泻，虚寒等症。

【组成】人参 白术炒 白茯苓去皮 丁香 木香 砂仁 白豆蔻 肉豆蔻 官桂 藿香 甘草各一钱 陈皮四钱 山药四钱

【用法】上为细末，炼蜜为丸，如弹子大。每服一丸，米汤化下。兼治觊乳便青，或时夜啼，胎寒腹痛。

——明·龚廷贤《寿世保元》

2. 疳证

保婴五疳膏

【主治】治小儿五疳，潮热，面黄肌瘦，烦渴，肚大青筋，手足如柴，精神困倦，历试有效。无疾预服此药，则诸疾不生。元气亏虚者，服半月，身体健壮。

【组成】青皮麸炒，二钱　橘红五钱　白术去芦，蜜水炒，一两半　白茯苓七钱半　麦门冬去心，一两　使君子肉锉，炒，七钱半　山楂肉五钱　麦芽炒，五钱　金樱子肉炒，五钱　芡实仁一钱半　莲心肉隔纸炒，五钱　甘草一钱半

【用法】上为细末，和匀，重七两，每次用药末一两，炼蜜四两，调和成膏，每日中、晌、晚间，各服一二茶匙，温水漱口。身热咳嗽，加地骨皮、百部。肚腹饱胀，大便为稀水，腹鸣作声，或虫出不知，加槟榔二钱，木香一钱。禀受气弱，加人参三钱半。

——明·龚廷贤《寿世保元》

三、心肝病证

1. 惊风

子母五痫煎

【主治】小儿惊痫，体羸不甚。

【组成】钩藤二分　知母　子芩各四分　甘草炙　升麻　沙参各三分　寒水石六分　蚱蝉一枚，去翅，炙　蛴螬三枚，炙

【用法】上九味，捣筛，以好蜜和薄泔，著铜钵，于沸汤上调之，搅不停手，如饴糖煎成。稍稍别出少许，一日儿唅之枣核大，日夜五六过服不妨。五六日儿唅之三枚，一百日唅四枚，

二百日儿至三百日儿唵五枚，三岁儿唵七枚，以意量之。

——唐·王焘《外台秘要》

丹参赤膏

【主治】少小心腹热，除热。

【组成】丹参 雷丸 芒硝 戒盐 大黄各二两

【用法】上五味㕮咀，以苦酒半升浸四钟一宿，以成炼猪肪一斤煎，三上三下，去滓，乃内芒硝，膏成，以摩心下。冬夏可用。一方但用丹参、雷丸，亦佳。

——唐·孙思邈《备急千金要方》

五物甘草生摩膏

【主治】治少小新生，肌肤幼弱，喜为风邪所中，身体壮热，或中大风，手足惊掣。

【组成】甘草 防风各一两 白术二十铢 雷丸二两半 桔梗二十铢

【用法】上五味㕮咀，以不中水猪肪一斤煎为膏，以煎药，微火上煎之，消息视稠浊，膏成去滓，取如弹丸大一枚，炙手以摩儿百过，寒者更热，热者更寒。小儿虽无病，早起常以膏摩囟上及手足心，甚辟风寒。

——唐·孙思邈《备急千金要方》

大青膏

【原文】惊风形证不明，言其阴证，浑身又温，若作阳证，又不大搐，乃阴阳不和。宜用防风温胆汤同下。大惊丸、小惊丸均可用。

【主治】一岁可用甘露饮同服。此药治急惊初作，伤寒不解，终日温热，渐传风疾。

【组成】天麻一钱 白附子一钱半 蝎梢半钱,去毒 朱砂一字 青

黛一钱 天竺黄一字 麝香一字 乌蛇肉酒浸，焙，半钱

【用法】上为末，蜜丸鸡头大。每服一钱，薄荷、斑竹叶煎汤下。

——金元·危亦林《世医得效方》

大风膏

【主治】定诸般风搐。

【组成】花蛇酒浸，去皮骨 蜈蚣酒浸，去粪，一条 全蝎五个，去毒 蛇含石二两，烧红，醋淬七遍 大赭石一两，烧红，醋淬七遍 天竺黄五钱 天麻三钱 防风一两 青黛 紫粉各三钱 僵蚕炒去丝，五钱 白附子 辰砂各五钱 麝香半钱 天南星三两，姜汁浸，焙干

【用法】上为末，炼蜜丸。久留，用面糊丸，如小指头大。每服大者一丸，小者半丸。慢惊，冬瓜子仁煎汤下。搐搦，鸡冠血、薄荷。急惊，斑竹叶、薄荷。化涎，桑白皮汤。退潮热，薄荷、磨刀水。止嗽，北五味子、杏仁。夜啼，灯心、灶心土、蝉蜕，浓磨灌下。

——金元·危亦林《世医得效方》

牛黄膏

【主治】惊化痰，祛邪热，止涎嗽。

【组成】绿豆粉二两，钱氏用寒水石五钱细研 牛黄一钱，另研 脑子少许 甜硝三钱 甘草末半钱 硼砂二分半 朱砂半钱

【用法】上为末，和匀，炼蜜丸，如芡实大，金箔为衣。或一丸或半丸，薄荷汤磨化服，不拘时服。

——明·董宿原《奇效良方》

朱砂膏

【主治】小儿镇心脏，压惊化痰，坠涎除风。

【组成】朱砂另研　白僵蚕炒，去丝嘴　白附子湿纸裹煨，焙干　天南星炮，各半两　干蝎一两，铫内炒令熟，不可太过

【用法】上件入麝香半钱，共为细末，面糊为丸，粟米大，朱砂为衣。每服十丸，煎金银薄荷汤下。如盗汗，煎麻黄根汤下，不拘时服。

——明·董宿原《奇效良方》

涂顶膏

【主治】天吊风，备急。

【组成】乌头生用，去皮、脐　芸苔子各二钱

【用法】上为末。每用一钱，新汲水调敷儿顶上。

——明·董宿原《奇效良方》

钩藤膏

【主治】小儿禀受虚怯，邪干心痛，及内吊夜啼，面唇青冷。

【组成】乳香用灯心研末　五灵脂　没药　当归各一两　麝香一字

【用法】上为末，炼蜜为丸，如豌豆大。百日内儿一丸，煎钩藤汤化下；一岁二丸，三岁三丸，或乳香汤化，不拘时服。

——明·董宿原《奇效良方》

朱砂膏

【主治】小儿惊积、惊热病后，可常服。

【组成】朱砂半两　硼砂　马牙硝各三分　真珠末一钱　玄明粉二钱，已上拌研　片脑　麝香各一钱

【用法】上件各为末，于一处拌合和，用好蜜炼成膏。如小儿诸般惊，用药一黄豆大，常用金银薄荷汤少许化开下。如遍身潮热，用甘草煎汤化下。一腊及一月内小儿，不能下药，可以药

用乳调涂乳上，令小儿吃乳下。

——明·董宿原《奇效良方》

朱砂膏

【主治】惊风痰盛。

【组成】朱砂 牙硝各二钱 五灵脂 芦荟各一钱半 麝香五分 冰片一字

【用法】上细末，甘草膏丸，绿豆大，金箔为衣，每一丸，薄荷汤下。

——明·孙一奎《赤水玄珠》

大青膏

【主治】伤风痰热发搐。

【组成】天麻 青黛各一钱 白附子煨 乌蛇酒浸，取肉，焙 蝎尾各五分 天竺黄 麝香各一字

【用法】上为末，生蜜丸，豆大。每用半粒，薄荷汤化下。

——明·张景岳《景岳全书》

辰砂膏

【主治】治眼闭口噤，啼声不出，吮乳不得，口吐白沫。

【组成】辰砂二钱 硼砂 马牙硝各一钱半 玄明粉 全蝎 珍珠各一钱 麝香一分

【用法】上为末，每服一豆许，诸惊，薄荷汤下；潮热，甘草汤下；月内者，用乳汁调涂乳头令吮之。

——明·张景岳《景岳全书》

天青膏

【主治】小儿急、慢惊风，咳嗽喘急。

【组成】青黛一钱 天麻一钱 白附子一钱半 麝香二分 天竺黄一

钱半 全蝎五分 乌梢蛇酒浸，去骨，瓦上焙干，五分

【用法】上为末，蜜调为膏，密贮于瓷器中。大儿服一分，小儿服半分，薄荷汤下。

——清·李文炳《仙拈集》

2. 心腹热

丹参赤膏

【主治】少小心腹热，除热。

【组成】丹参 雷丸 芒硝 戎盐 大黄各三两

【用法】上五味，切，以苦酒半升，浸四种一宿，以成炼猪脂一斤煎三上三下，去滓，内芒硝，膏成，以摩心下。冬夏可用一方，但丹参、雷丸，亦佳。

——唐·王焘《外台秘要》

3. 痹癖

大黄膏

【主治】小儿大人痹癖。

【组成】大黄 朴硝各等分

【用法】上为细末，同蒜泥和成膏，用绵帛摊成膏药，贴于病处，其脾病自软消。

——元·萨迁《瑞竹堂经验方》

木鳖膏

【主治】贴痞癖。

【组成】木鳖多用，去壳 独蒜半钱 雄黄半钱

【用法】上杵为膏。入醋少许，蜡纸贴患处。

——金元·危亦林《世医得效方》

4. 中风

五物甘草等生摩膏

【主治】少小新生肌肤幼弱，喜为风邪所中，身体壮热，或中大风，手足惊掣。

【组成】甘草 防风各一两 白术 桔梗各二十铢 雷丸二两半

【用法】上五味切，以不中水猪肪一斤微火煎为膏，去滓，取弹丸大一枚，炙手以摩儿百过，寒者更热，热者更寒。小儿无病，早起常以膏摩囟上及手足心，甚辟风寒。

——唐·王焘《外台秘要》

5. 夜啼

宁心膏

【主治】小儿惊悸不宁，心经有热，多啼，安神定志。

【组成】人参 白术 茯神 茯苓 山药 羌活 甘草各一两 朱砂二两 片脑一钱 麝香少许 金箔二十片，为衣

【用法】上为细末，炼蜜为丸，如芡实大。每服半丸，用薄荷汤无时化下。

——明·董宿原《奇效良方》

火花膏

【主治】夜啼脏冷而痛也。

【组成】灯花三颗 硼砂 辰砂各少许

【用法】上为末，熟蜜调成膏，涂乳上，令儿吮。

——明·孙一奎《赤水玄珠》

蝉蜕膏

【主治】治痘疮虚陷不起。

【组成】蝉蜕二十七枚，去毒 辰砂少许

【用法】上为末，炼蜜丸，令儿吮。

——明·孙一奎《赤水玄珠》

化火膏

【主治】论小儿夜啼者，此是邪热乘心也，宜。

【组成】灯花

【用法】用灯花三颗，以乳汁调抹儿口，或抹母乳上，令儿吮之。

一治小儿触犯禁忌而夜啼者，宜醋炭熏，服苏合香丸。

——明·龚廷贤《寿世保元》

四、肾系病证

癃闭

豆豉膏

【主治】小儿出生不小便。

【组成】淡豆豉一勺　田螺十九个　葱一大束

【用法】上捣烂，用芭蕉汁调贴奇脐上。

五、传染病

痘疹

四圣膏

【主治】痘疔之成，由枭毒蕴伏，锢蔽于肌肉之间，痘未出疔先出，痘未长疔先长，其色紫黑，其形坚强。五脏各有所见：心疔色赤，起于颧阜胸乳之处；肝疔色紫，起于左太阳、左胁、眼胞、两臀阜之处；脾疔色先黄后黑，起于腮颊、中庭、口角、肚腹、手足之处；肺疔色先灰后黑，起于右太阳、右胁、颈项、喉突之处；肾疔色黑，起于地阁、后颈、耳窍、背脊、腰脊、阴茎之处。

【组成】绿豆四十九粒 豌豆俱烧灰存性，四十九粒 珍珠煅，一分
头发烧灰，一分

【用法】以上为细末，以棉胭脂水调和成膏。将银针拨开疮
头，然后涂之。

——清·吴谦等《医宗金鉴》

红玉膏

【主治】痘后痈毒余毒未尽。

【组成】紫草一两 红花一两 当归二两 黄蜡三两

【用法】用香油半斤，先将药炸焦去滓，后下黄蜡令匀，以
冷为度，摊贴患处。

——清·吴谦等《医宗金鉴》

乌云膏

【主治】痘痈初发不可强消者。此证因出大痘，浆灌不足，
以致毒浆不得透发，留结经络之中，随处可生。小如李者为毒，
大如桃者为痈，漫肿不红，亦无焮痛，身热多烦。若生单个者，
毒在肌肉属顺，易治；连发数处者，船小载重属险；若结于骨节
之间，或成对发出者，其毒已盛，溃破之后，渗泄气血，不能敛
口属逆。

【组成】松香末二两 硫黄末一两

【用法】研匀，香油拌如糊，摊南青布上少半指厚，卷成
条，线扎之；再用香油泡一日，取出刮去余油，以火点着一头，
下用粗碗接之，布灰陆续剪去，取所滴药油，浸冷水内一宿，出
火毒抹用。

——清·吴谦等《医宗金鉴》

加味太乙膏

【主治】痘痈脓熟针之者。

【组成】肉桂 白芷 当归 玄参 赤芍 生地 大黄 土木鳖各二两 上阿魏二钱 轻粉四钱 槐枝 柳枝各一百段 血余一两 东丹四十两 没药三钱 乳香五钱 麻油五斤

【用法】将药入油熬熟，滤过炼成膏，每油一斤，加丹六两五钱，夏秋再加五钱。

——清·吴谦等《医宗金鉴》

生肌玉红膏

【主治】用于痘里夹瘰溃后。此证结于颈项，或生耳后腋下，形如桃李枣瓜，身热烦渴。

【组成】当归二两 白芷五钱 白蜡二两 轻粉四钱 甘草一两二钱 紫草二钱 瓜儿血竭四钱 麻油一斤

【用法】上将当归、白芷、紫草、甘草四味，入油内浸三日，大杓内慢火熬微枯色，细绢滤清；将油复入杓内煎滚，入血竭化尽；次下白蜡，微火亦化。用茶钟四个，预放水中，将膏分作四处，倾入钟内，候片时方下研极细轻粉各投一钱，搅匀，候至一日、夜用之极效。

——清·吴谦等《医宗金鉴》

黄连膏

【主治】火珠疔生于鼻孔内，圊塞喷火，面赤眼红。

【组成】黄连三钱 当归尾五钱 生地一两 黄柏三钱 姜黄三钱

【用法】香油十二两，将药炸枯，捞去滓；下黄蜡四两熔化尽，用夏布将油滤净，倾入磁碗内，以柳枝不时搅之，候凝为度。亦用银钩钩破，用黄连膏加冰片，滴入鼻孔。

六、其他

1. 疥疮

雄黄膏

【主治】小儿疥疮。

【组成】雄黄研 雌黄研,各一两 乌头一枚 松脂 乱发各一鸡子许 猪脂一升半

【用法】上六味,和煎之,候发消、乌头色黄黑膏成,去滓,以敷之,熟涂之。

2. 断乳

断乳画眉膏

【主治】论小儿三四岁,或五六岁,当断乳,不肯断者,宜用。

【组成】山栀子三个,烧灰存性 雄黄少许 辰砂少许

【用法】上三味,为末,入生麻油、轻粉各少许,调匀,候儿睡了,抹于两眉上,醒来便不食。未效,再抹。

3. 噤口

辰砂膏

【主治】眼闭口噤,啼声渐小,舌上聚肉如粟米状,吮乳不得,口吐白沫,大小便皆不通。盖由胎中感受热气,流毒于心脾,故形见于喉舌,或为风邪击搏致之。

【组成】辰砂三钱 硼砂 马牙硝各一钱半 玄明粉二钱 全蝎 真

珠末各一钱 生麝一字

【用法】上为末，好油纸封裹，自然成膏。每服一豆粒许。用乳汁调敷乳头上吮下，金银薄荷汤下亦可。有潮热，甘草汤服。

——金元·危亦林《世医得效方》

4. 囟陷

乌附膏

【主治】囟门门陷。

【组成】川乌 大附子各去皮，脐，尖，五钱 雄黄水飞，二钱

【用法】上极细末，生葱捣烂调成膏，贴囟上。

——明·孙一奎《赤水玄珠》

乌附膏

【主治】小儿脏腑有热，渴饮水浆，致成泻痢。久则脾气虚寒，不能上充脑髓，故囟陷成坑之囟陷。

【组成】雄黄二钱 川乌 附子生，各五钱

【用法】上为细末，用生葱和根、叶细切，杵烂入前药末，同煎成膏。每早空心贴陷处。

——清·吴谦等《医宗金鉴》

5. 白秃癞疮

美首膏

【主治】小儿白秃癞疮。

【组成】百草霜一两 雄黄一两 胆矾六钱 轻粉一钱 榆树皮三钱

【用法】用石灰窑内烧红流结土渣四两，共为细末，猪胆汁稠，剃头后搽之，神方也。

——清·华岫云《种福堂公选良方》

6. 胎瘤

生肌玉红膏

【主治】用于胎瘤脓溃后以此膏生肌敛口。此证多生头上及胸乳间，初如李核，渐大如馒，色紫微硬，漫肿不甚疼痛。

【组成】当归二两　白芷五钱　白蜡二两　轻粉四钱　甘草一两二钱　紫草二钱　瓜儿血竭四钱　麻油一斤

【用法】上将当归、白芷、紫草、甘草四味，入油内浸三日，大杓内慢火熬微枯色，细绢滤清；将油复入杓内煎滚，入血竭化尽；次下白蜡，微火亦化。用茶钟四个，预放水中，将膏分作四处，倾入钟内，候片时方下研极细轻粉各投一钱，搅匀，候至一日、夜用之极效。

——清·吴谦等《医宗金鉴》

7. 游风丹毒

马兰膏

【主治】新生小儿红赤游风丹毒，百不失一，并治大人丹毒。或两腿湿热伏于经络，皮面上不红不肿，其痛异常，病者只叫腿热，他人按之极冷者。

【组成】马兰头

【用法】马兰头（浙人谓之马兰头，他省不知呼为何名）不拘多少，冬季无叶取根亦可用水洗去泥，捣烂绞汁，去鸡毛蘸汁搽之，干则再换，或调飞净六一散搽之亦可。

——清·鲍相璈《验方新编》

8. 胎毒

延生膏

【主治】下胎毒，稀痘。

180

【组成】脐带 焙焦烟尽为度，放地上出火气，研末　朱砂水飞，五厘　甘草一钱

【用法】先将甘草熬膏一蚬壳，然后将前两味和匀，搽儿上腭及乳上，须一时服完。解下红黑粪则胎毒尽而痘稀。

——清·李文炳《仙拈集》

第五部分 伤 科

1. 折伤

消血理中膏

【主治】堕落，积瘀血。

【组成】大黄二两　猪脂二升　桂心一两　干姜一两　当归二两　通草　乱发各一两

【用法】上七味，切，以膏煎发令消尽，捣药下筛，须令绝细，下膏置地，内诸药搅匀，微火煎之，三上三下，即药成，去滓。以好酒服一两，日二服。一方不去滓。

——唐·王焘《外台秘要》

槐子膏

【主治】折腕伤筋骨。

【组成】槐子中仁　秦艽　白术　续断各一两　桂心六分　巴豆十枚, 去皮心, 熬　大附子一枚, 炮

【用法】上七味，㕮咀，以醇酒渍槐子等一宿，以成炼猪脂二斤，于微火上煎三上三下，候膏成，绞去滓，温酒服枣子许一枚，日三，并涂敷。忌生葱、猪肉、冷水、芦笋、桃李、雀肉等。

——唐·王焘《外台秘要》

卓氏膏

【主治】折腕损伤。

【组成】大附子四枚, 生用, 去皮

【用法】上一味，切，苦酒渍三宿，以脂膏一斤煎之，三上三下，膏成敷之。亦疗卒中风口噤，颈项强。

——唐·王焘《外台秘要》

2. 跌扑

蹉跌膏

【主治】蹉跌兼疗金疮。

【组成】当归 续断 附子去皮 细辛 甘草炙 通草 川芎 白芷 牛膝各二两 蜀椒二合

【用法】上十味，㕮咀，以猪膏二斤煎，以白芷色黄膏成，绞去滓，日再，以摩损处。

——唐·王焘《外台秘要》

地黄膏

【主治】打扑伤损，臂臼脱出，及一切痈肿未破，令内消。

【组成】生地黄 木香

【用法】用生地黄研如膏，木香为末，以地黄摊纸上，掺木香末一层，又再摊地黄贴上。明旦痛即止，效。

——金元·危亦林《世医得效方》

集灵接骨膏

【主治】跌打损伤。

【组成】生地 当归 大黄 寄奴 雄鼠屎各二两 闹羊花 红花 上肉 桂川 乌草 乌大戟 芜花 甘草各一两 甘遂五钱 五灵脂 山甲各一两 紫荆皮 血余 地鳖虫各三两 野苎根四两

【用法】上用麻油四十四两，桐油二十四两，煎丹收好，加乳香、没药、血竭、阿魏各一两，加桃、柳、桑、槐更妙，另用地鳖末一两，闹羊花末五钱收。

——清·华岫云《种福堂公选良方》

混元膏

【主治】打扑损伤，骨碎筋翻，瘀血凝聚，消青紫肿痛等证。

【组成】羚羊血五钱　没药五钱　漏芦三钱　红花三钱　大黄二钱　麝香三钱　升麻三钱　白及五钱　生栀子二钱　甘草二钱　明雄黄五钱　白蔹三钱

【用法】共为细末，用高醋①熬成膏，敷于顶上。

【注释】

①高醋：醋酸浓度比较高的醋。

——清·吴谦等《医宗金鉴》

万灵膏

【主治】跌打损伤，消瘀散毒，舒筋活血，止痛接骨如神，兼去麻木风痰，寒湿疼痛等证。

【组成】鹳筋草　透骨草　紫丁香根　当归酒洗　自然铜醋淬七次　瓜儿血竭　没药各一两　川芎八钱　赤芍二两　半两钱醋淬，一枚　红花一两　川牛膝　五加皮　石菖蒲　茅山苍术各五钱　木香　秦艽　蛇床子　肉桂　川附子制　半夏制　石斛　草薢　鹿茸各三钱　虎胫骨一对　麝香二钱

【用法】上除血竭、没药、麝香三味，各研细末另包外，共二十三味。先将香油十斤微火煨浸三日，然后将群药入油内，熬黑为度，去滓加黄丹五斤再熬，将至滴水成珠离火，俟少时药温，将血竭、没药、麝香下入，搅匀取起，出火气。

——清·吴谦等《医宗金鉴》

乌龙膏

【主治】跌打损伤，筋断骨折，肿硬青紫。

【组成】百草霜三钱　白及五钱　白蔹三钱　百合五钱　百部三钱

乳香五钱 没药五钱 麝香一分 糯米炒，一两 陈粉子隔年者佳，炒，四两

【用法】共为细末，醋熬为膏。

——清·吴谦等《医宗金鉴》

截血膏

【主治】跌打砍磕诸证，能化血破瘀，退肿止痛。

【组成】天花粉三两 片子姜黄 赤芍药 白芷各一两

【用法】以上共为细末，茶调匀，敷疮口四围。若头面伤，其血不止者，急用此药调涂颈上周围。若手伤，则涂臂周围。若伤足，则涂腿上。若伤各处，则涂疮口周围，使截住其血不来潮作。若疮口肉硬不消者，此被风袭也，可加独活，用热酒调敷；如又不消，则风毒已深，肌肉结实，加紫荆皮末和敷，有必消之理。

——清·吴谦等《医宗金鉴》

芙蓉膏

【主治】打扑伤损，肿痛紫黑色，久不退者。

【组成】紫荆皮 南星各一两 芙蓉二两 独活 白芷 赤芍药各五钱

【用法】以上共为末，用生姜汁茶清调温贴敷，伤损紫黑色久不退者，加肉桂五钱。

——清·吴谦等《医宗金鉴》

定痛膏

【主治】打扑伤损，动筋折骨，跌磕、木石压伤肿痛。

【组成】芙蓉叶二两 紫荆皮 独活 南星生 白芷各五钱

【用法】上共为末，加马齿苋一两，捣极烂，和末一处，用生葱汁、老酒和炒暖敷。

——清·吴谦等《医宗金鉴》

金疮至宝膏

【主治】跌打损伤，闪腰折骨，刀斧破伤，咽喉血出疼痛；或手指斩落，刑杖肉尽见骨。

【组成】乳香二钱　没药二钱　血竭二钱　儿茶二钱　龙骨煅，二钱　轻粉二钱　大黄一钱　水银一钱　冰片一钱　樟脑一钱　麝香一钱　麻油四两

【用法】文武火熬，滴水成珠。将药慢慢入内，冰、麝待微温时入，收贮瓷器听用。敷患处；手指斩落，涂膏凑上。油纸包。

——清·李文炳《仙拈集》

活络内灸膏

【主治】闪肭筋骨，但是一切无名肿毒疼痛。

【组成】当归　黄芪　白芷　芍药　半夏　木鳖子　铜青各一两　白胶香一斤半　乳香　没药各一两　麻油一斤

【用法】上将前六味锉碎，入油内熬至白芷焦色，滤去滓，下白胶香，煎至黑色，次下乳、没、铜青末，搅匀。用时随病大小，厚纸摊贴患处。

——明·董宿原《奇效良方》

金丝万应膏

【主治】撷扑伤损手足肩背，并寒湿脚气，疼痛不可忍。小儿脾疳泻痢咳嗽，不肯服药者。

【组成】沥青二斤半　威灵仙二两　蓖麻子一百枚，去皮、壳，研　黄蜡二两　木鳖子二十八枚，去壳，切片，研　没药　乳香各一两，别研　麻油夏二两，春秋三两，冬四两

【用法】上先将沥青同威灵仙下锅熬化，以槐柳枝搅，候焦黑色，重绵滤过，以沥青入水盆，候冷成块，取出秤三斤净，

再下锅熔开，下麻油、黄蜡、蓖麻、木鳖子泥，不住手槐柳枝搅匀，须慢火，滴入水中不粘手、扯拔如金丝状方可。如硬，再旋加油少许；如软，加沥青。试得如法，却下乳、没末，起锅在灰火上，再用槐柳条搅数百次，又以粗布滤膏，在水盆内扯拔如金丝，频换水浸二日，却用小铫盛顿。如落马坠车，于被伤疼痛处，火上炙热贴，透骨肉为验。连换热水数次熔之，则热血聚处自消。小儿脾疳贴患处，泻痢贴肚上，咳嗽贴背心上。

——明·董宿原《奇效良方》

神秘万金膏

【主治】一治风寒湿气所侵、跌扑闪挫损伤一切疼痛，皆贴患处。心腹痛，俱贴痛处。哮吼、咳嗽，贴背心。泻痢，贴脐上。头痛，眼痛，可贴太阳穴。及治一切无名肿毒，疔疽发背，疮疖湿毒，肿疮臁疮，始觉时便贴患处即消，已成亦能排脓长肉止痛。甚效，不能尽述。

【组成】草乌 川芎 大黄各六钱 当归 赤芍 白芷 连翘 白及 白蔹 乌药 官桂 木鳖子各八钱 槐 柳 桃 桑 枣各四钱

【用法】上锉散，用真麻油二斤，浸药一宿，用火煎至药焦色，以生丝绢滤去渣不用，将油再入锅内，以文武火熬至滴水成珠不散，方下飞过黄丹十二两，要炒过，陆续下匀，滴水成珠不散为度，后入乳香、没药末各四钱，搅匀听用。一方，加苦参、皂角各五钱。一方，加苏合香三钱，名万应紫金膏。

——明·龚廷贤《寿世保元》

当归膏

【主治】一治杖扑、汤火损伤疮毒，不问已溃未溃，肉虽伤而未坏者，用之自愈；肉已死，用之而自溃，新肉易生，搽至肉色渐白，其毒始尽，生肌最速。如棍杖者，外皮不破，内肉糜烂，其外皮因内燉干缩，坚硬不破，抓连好肉作痛，故俗云疗痂皮，致脓瘀无从而泄，内愈胀痛，难以溃敛，怯弱之人，多成破伤风证，每致不救。若杖疮内有瘀血者，即用有锋芒瓷片于患处砭去，涂以此药，则疗痂死肉自溃，脓秽自出，所溃亦浅，生肌之际，亦不结痂，又免皱揭之痛，殊有功效。

【组成】当归—两 地黄—两 黄蜡—两 麻油六两

【用法】上先将当归、地黄入油煎黑，去渣，入蜡熔化，候冻搅匀，即成膏矣。盖当归、地黄、麻油、黄蜡，主生肌止痛，补血续筋，与新肉相宜，白蜡尤妙。

——明·龚廷贤《寿世保元》

回阳玉龙膏

【主治】论跌打所伤，为敷凉药，或人元气虚寒，肿不消散，或不溃敛，及痰毒坚硬不痛，肉色不变，久而不溃，溃而不敛，或筋挛，骨节一切冷症，并治。

【组成】草乌—钱, 炒 南星二两, 炒 干姜—两, 炒 白芷—两 赤芍—两, 炒 肉桂五钱

【用法】上为末，葱汤调搽，热酒亦可。

——明·龚廷贤《寿世保元》

3. 金疮

续断膏

【主治】金疮膏散三种，宜预备合，以防急疾之要。

【组成】蜀续断 蛇衔 防风各三两

【用法】上三味，切，以猪脂三斤，于东向露灶煎之，三下三上膏成，去滓。若深大疮者，但敷四边，未可使合。若浅小疮

者，但通敷便相连，令止血住痛。亦可以酒服如杏子大。

——唐·王焘《外台秘要》

冶葛蛇衔膏

【主治】金疮。

【组成】蛇衔 蔷薇根 续断 冶葛各二两 当归 附子各一两，半去皮 防风 黄芩 泽兰各一两 松脂 柏脂各三两

【用法】上十一味，㕮咀，以猪脂二斤煎之，别以白芷一枚内中，候色黄即膏成，去滓滤，以密器收贮之，以涂疮，无问大小皆瘥，不生脓汁也。

——唐·王焘《外台秘要》

金疮生肌白膏

【主治】金疮。

【组成】白芷一两六铢 干地黄一两半 川芎一两六铢 甘草半两，炙 当归 白蔹 附子各十八铢，去皮 蜀椒二合半，汗

【用法】上八味，㕮咀，以猪脂五斤合煎三上三下，药成，去滓，涂疮上，日再。

——唐·王焘《外台秘要》

薤白膏

【主治】灸疮，生肌肉止痛。

【组成】薤白 当归各二两 白芷一两 羊髓一斤

【用法】上四味，㕮咀，以羊髓煎，白芷色黄药成，去滓，以敷疮上，日二。

——唐·王焘《外台秘要》

龙骨膏

【主治】金疮。

【组成】真龙骨　海螵蛸　五倍子　赤石脂　黄丹煅过，或不用，只使血竭尤佳　石亭脂一方不用，只用麝

【用法】上斟酌，或等分用。如伤大，先以冷盐水洗净，却用黄桑生浆涂四围，待水干皮敛，即干敷。百发百中。若小伤，只以冷盐水略洗便敷，此直截妙甚。

——金元·危亦林《世医得效方》

太乙膏

【主治】金疮箭镞，不问轻重，用此敷之。并治痈疽疖毒。

【组成】白芷　乳香火制　没药　苍术　白胶香　石膏醋炒　黄丹各五钱

【用法】上为末，用真清油四两，桐油真者亦可。以黄蜡一两，先煎油，柳枝搅，次入白芷等四味，煎少顷，却入胶香、石膏等同煎。是欲成珠，却入蜡同煎片时。用生布滤过，瓦器盛藏。用油单摊之，损伤敷疮口，自然肉不痛，速愈。

——金元·危亦林《世医得效方》

乳香膏

【主治】治金疮、杖疮，神效。

【组成】乳香七钱　没药七钱　白芷　当归　羌活　独活　川牛膝　川芎　自然铜　石膏　刘寄奴　黑牵牛　黄柏皮　破故纸　白胶香　生地黄　熟地黄　赤芍药　白芍药　黄丹　紫金皮各五钱　黄蜡一两

【用法】上为末，用真清油四两煎沸，却入药同煎。留胶香、黄蜡、黄丹末入，用柳枝不住手搅。试将欲成膏，却入三味。更成膏，生布滤净，用瓦器盛水，倾在水中，用篦摊开，贴敷疮口。孔深者，捻成膏条，穿入孔中。不问浅深，放疮上作热。加轻粉、梅花脑子、朴硝入膏内贴。

——金元·危亦林《世医得效方》

生肌膏

【主治】金疮及一切打损疮。

【组成】胡粉 白芍药 薰陆香 干姜炮,各一两 油四两 黄蜡二两

【用法】上为细末,以油蜡相和,煎如膏。用贴疮上,日二换之。

——明·董宿原《奇效良方》

乳香膏

【主治】金疮杖疮,神效。

【组成】乳香 没药 川芎 自然铜以上各七钱 当归 羌活 独活 川牛膝 石膏 刘寄奴 黑牵牛 黄柏皮 破故纸 白胶香 生地黄 熟地黄 赤芍药 白芍药 紫金皮 黄丹 白芷以上各五钱 黄蜡一两 清油四两

【用法】上除胶香、丹、蜡外,余药为末,入油内煎,以柳枝不住手搅,试将成膏,却入三味,更试成膏,以生布滤净,以瓦器盛水,倾在水中,用草摊开贴疮。孔深者,捻成膏条,穿成孔中,不问浅深。放疮上如作热,加轻粉、片脑、朴硝入膏内贴之。

——明·董宿原《奇效良方》

灵异膏

【主治】杖疮、金疮,撷扑皮破,汤火伤,久年恶疮。

【组成】川郁金三两 生地黄二两 粉草一两 腊猪板脂一斤

【用法】上锉细,入脂内煎焦黑色,滤去滓,入明净黄蜡四两,熬化搅匀,以瓷器贮之,水浸,久去水收。用时先以冷水洗疮,拭干,却敷药在疮上,外以白纸贴之。止血定疼,且无瘢

痕。汤烫火烧，不须水洗。治冻疮尤妙。

——明·董宿原《奇效良方》

生肌玉红膏

【主治】金疮，药痂过厚拘痛者。

【组成】当归二两　白芷五钱　白蜡二两　轻粉四钱　甘草一两二钱
紫草二钱　瓜儿血竭四钱　麻油一斤

【用法】上将当归、白芷、紫草、甘草四味，入油内浸三
日，大杓内慢火熬微枯色，细绢滤清；将油复入杓内煎滚，入血
竭化尽；次下白蜡，微火亦化。用茶钟四个，预放水中，将膏分
作四处，倾入钟内，候片时方下研极细轻粉各投一钱，搅匀，候
至一日、夜用之极效。

——清·吴谦等《医宗金鉴》

陀僧膏

【主治】金疮。此膏用于长筋止痛生肌。

【组成】南陀僧研末，二十两　赤芍二两　全当归二两　乳香去油，
研，五钱　没药去油，研，五钱　赤石脂研，二两　苦参四两　百草霜筛，研，
二两　银黝一两　桐油二斤　香油一斤　血竭研，五钱　孩儿茶研，五钱　川
大黄半斤

【用法】上药，先将赤芍、当归、苦参、大黄，入油内煤
枯，熬至滴水不散，再下陀僧末，用槐、柳枝搅滴至水将欲成
珠，将百草霜细细筛入搅匀，再将群药及银黝筛入，搅极匀，倾
入水盆内，众手扯千余下，再收入磁盆内，常以水浸之。

——清·吴谦等《医宗金鉴》

4. 箭伤

太乙膏

【主治】金疮箭镞，不问轻重，并痈疽疔毒，用此傅之。

【组成】白芷　苍术　石膏醋炒　白胶香　乳香　没药　黄丹各五钱

【用法】上为末，用真麻油四两，桐油亦可，以黄蜡一两，先煎油，柳枝搅，次入白芷等煎少倾，却入白胶香、石膏等同煎，试欲成珠，却入蜡同煎片时，用生布滤过，瓦器收藏。用油单纸摊之，损伤傅疮口，自然肉不痛，速愈。

——明·董宿原《奇效良方》

牛膝膏

【主治】箭头在咽喉中，或胸膈中，及诸处不出者。

【组成】牛膝

【用法】上捣牛膝不拘多少为末，以热水调涂，箭头即出。若火疮伤久不瘥者，涂之亦效。

——清·吴谦等《医宗金鉴》

陀僧膏

【主治】箭头嵌入肉内，觉痒忍之，极痒箭头渐冒，撼动拔出。

【组成】南陀僧研末，二十两　赤芍二两　全当归二两　乳香去油，研，五钱　没药去油，研，五钱　赤石脂研，二两　苦参四两　百草霜筛，研，二两　银黝一两　桐油二斤　香油一斤　血竭研，五钱　孩儿茶研，五钱　川大黄半斤

【用法】上药，先将赤芍、当归、苦参、大黄，入油内煠枯，熬至滴水不散，再下陀僧末，用槐、柳枝搅滴至水将欲成珠，将百草霜细细筛入搅匀，再将群药及银黝筛入，搅极匀，倾

入水盆内，众手扯千余下，再收入磁盆内，常以水浸之。

——清·吴谦等《医宗金鉴》

5. 铁针伤

神圣膏

【主治】凡铁针误入肉中，无眼者不动，有眼者随气游走，若走向心窠胸膛者险。

【组成】车脂葶油

【用法】用车脂葶油，不拘多少，研如膏，调磁石末，摊纸上，如钱许，贴之，每日二换。

——明·董宿原《奇效良方》

6. 杖疮

乳香膏

【主治】金疮杖疮，神效。

【组成】乳香　没药　川芎　自然铜以上各七钱　当归　羌活　独活　川牛膝　石膏　刘寄奴　黑牵牛　黄柏皮　破故纸　白胶香　生地黄　熟地黄　赤芍药　白芍药　紫金皮　黄丹　白芷以上各五钱　黄蜡一两　清油四两

【用法】上除胶香、丹、蜡外，余药为末，入油内煎，以柳枝不住手搅，试将成膏，却入三味，更试成膏，以生布滤净，以瓦器盛水，倾在水中，用草摊开贴疮。孔深者，捻成膏条，穿成孔中，不问浅深。放疮上如作热，加轻粉、片脑、朴硝入膏内贴之。

——明·董宿原《奇效良方》

灵异膏

【主治】杖疮、金疮，擦扑皮破，汤火伤，久年恶疮。

第五部分　伤科

【组成】川郁_{金三两} 生地黄_{二两} 粉草_{一两} 腊猪板脂_{一斤}

【用法】上锉细，入脂内煎焦黑色，滤去滓，入明净黄蜡四两，熬化搅匀，以瓷器贮之，水浸，久去水收。用时先以冷水洗疮，拭干，却敷药在疮上，外以白纸贴之。止血定疼，且无瘢痕。汤烫火烧，不须水洗。治冻疮尤妙。

——明·董宿原《奇效良方》

清凉拈痛膏

【主治】杖疮已破者。

【组成】如意金黄散 樟脑末 生白石灰块 水高石灰

【用法】如意金黄散一两，加樟脑末三钱和匀，又用生白石灰块三、四斤许，以水泡开，水高石灰二、三指，露一宿，将石灰面上浮起油水结如云片者，轻轻带水起入碗内。有水一钟，对香油一钟，竹箸搅百转，血成稠膏，调前药稀稠得所。不用汤洗，遍敷伤处，纸盖布扎，夏月一日，冬月二日，方用葱汤淋洗干净，仍再敷之，以肿消痛止为度。

——清·吴谦等《医宗金鉴》

生肌玉红膏

【主治】杖疮伤处瘀腐作疼者。

【组成】当归_{二两} 白芷_{五钱} 白蜡_{二两} 轻粉_{四钱} 甘草_{一两二钱} 紫草_{二钱} 瓜儿血竭_{四钱} 麻油_{一斤}

【用法】上将当归、白芷、紫草、甘草四味，入油内浸三日，大杓内慢火熬微枯色，细绢滤清；将油复入杓内煎滚，入血竭化尽；次下白蜡，微火亦化。用茶钟四个，预放水中，将膏分作四处，倾入钟内，候片时方下研极细轻粉各投一钱，搅匀，候至一日、夜用之极效。

观音救苦膏

【主治】杖疮。

【组成】绿豆粉一钱　黄柏一钱　黄连一钱

【用法】上为末。用猪胆一个，倾入碗内，调匀敷伤处。

——清·李文炳《仙拈集》

杖疮膏

【主治】杖疮。

【组成】当归二两　黄蜡一钱　白蜡一钱　香油四两

【用法】将当归入油煎枯去滓，入二蜡熔化成膏。贴患处。

——清·李文炳《仙拈集》

7. 夹伤

琼液膏

【主治】复受重刑，以致破溃者。夹伤即挤伤也。

【组成】当归尾　闹羊花　红花　白芷　蒲黄各二两

【用法】香油一斤，浸药七日，炸枯去渣；入白蜡、黄蜡各一两，溶化尽，绢滤净，稍温再入冰片六分，没药、乳香末各六钱，搅匀摊贴。

——清·吴谦等《医宗金鉴》

六真膏

【主治】夹伤。此膏具有生肌作用。

【组成】樟脑三两　孩儿茶　滴乳香　血竭　没药　三七各三钱

【用法】共为末，用猪脂油十二两，碗盛水煮化，将药入油内，和匀摊贴。

——清·吴谦等《医宗金鉴》

附：

1. 汤火伤

麻子膏

【主治】疗火烧，人肉烂坏。

【组成】麻子一合　柏白皮　山栀子碎　白芷　甘草各一两　柳白皮一两

【用法】上六味，㕮咀，以猪脂一升煎三上三下，去滓，以涂疮上，日三。

——唐·王焘《外台秘要》

【主治】疗火烂疮。

【组成】柏白皮　生地黄研,各四两　苦竹叶　甘草各四两

【用法】上四味，切，以猪脂一斤煎三上三下，药成滤去滓，以摩疮上，日再摩。

——唐·王焘《外台秘要》

清凉膏

【主治】汤泼火烧。此药止痛解毒，润肌生肉。

【组成】栀子仁　黄连去须　白芷各一分　生地黄二两　葱白十茎,擘　黄蜡半两　清麻油四两

【用法】上细锉，于油铛中煎地黄焦黑色，绵滤去滓，澄清，却于铛内入蜡，慢火熬，候蜡消，倾于瓷盒内。用时以鸡羽搵少许涂疮上，以瘥为度。

——明·董宿原《奇效良方》

麻子膏

【主治】火烧，人肉烂坏。

【组成】麻子一合,取仁,碎　柏白皮　柳白皮　山栀子碎　白芷

甘草各二两

【用法】上锉细，以猪脂一斤，煎三上三下，去滓，以涂疮上，日三。

——明·董宿原《奇效良方》

止痛膏

【主治】灸疮及汤火伤，日夜啼呼。此药止痛灭瘢。

【组成】松脂 羊脂 猪膏 黄蜡各一分

【用法】上取松脂放铫中，切脂、膏，蜡着松明上，少顷，铫内烧诸物，皆消，以杯盛汁傅之。松明，是肥松节也。

——明·董宿原《奇效良方》

神效当归膏

【主治】汤火疮，初起瘭浆，热毒侵展，焮赤痛，毒气壅盛，腐化成脓，此药敛口生肌，拔热毒，止疼痛。

【组成】当归 黄蜡各一两 麻油四两

【用法】上将当归入油煎，令焦黑，去滓，次入黄蜡，急搅化，放冷，以瓷盒盛。用时以故帛子摊贴。一方用白蜡。

——明·董宿原《奇效良方》

柏皮膏

【主治】灸疮，久不瘥。

【组成】柏树白皮 伏龙肝各四两 猪脂半斤，炼为油

【用法】上同熬成膏，滤去滓，入瓷器中。每用时薄薄涂之，上以油纸隔，软帛裹。

——明·董宿原《奇效良方》

解毒行血膏

【主治】治初烫与溃烂。

【组成】当归 刘寄奴 头发洗净 生地各一两

【用法】将麻油六两，铜锅内煎至发化药黑，滤去渣，下白占八钱，不住手搅匀，候药稍温，下生寒水石、煨大黄、嫩黄柏、生矾末各一两，轻粉末二钱，搅至药冷，埋土内出火毒，患者涂之。

——清·华岫云《种福堂公选良方》

罂粟膏

【主治】汤火伤。此证系好肉暴伤，汤烫火烧，皮肤疼痛，外起燎疱。

【组成】罂粟花无花以壳代之，十五朵

【用法】香油四两，将罂粟炸枯，滤净，入白蜡三钱溶化尽，倾入碗内，待将凝之时，下轻粉二钱，搅匀炖水中，令冷取出。临用时，抿脚挑膏，手心中捺化，搽于伤处，绵纸盖之，日换二次，其痛自止。次日用软帛挹净腐皮，再搽之。

——清·吴谦等《医宗金鉴》

清凉膏

【主治】汤火伤。

【组成】石灰末

【用法】水泼开石灰末一升，加水四碗，搅浑澄清；取清汁一碗，加香油一碗，以箸顺搅数百转，其稠粘如糊，用鸡翎蘸扫伤处。

——清·吴谦等《医宗金鉴》

黄连膏

【主治】汤火伤，痛止生脓时。

【组成】黄连三钱 当归尾五钱 生地一两 黄柏三钱 姜黄三钱

【用法】香油十二两，将药炸枯，捞去渣；下黄蜡四两溶化尽，用夏布将油滤净，倾入磁碗内，以柳枝不时搅之，候凝为度。

——清·吴谦等《医宗金鉴》

清凉膏

【主治】汤泡火伤。

【组成】石灰

【用法】新出窑石灰，用冷水化开（水宜多，不宜少），次日水面上结一层如薄冰样者，取起以真桐油和入，调极浓厚敷之，立刻清凉止痛。日敷三五次、无论初起、日久皆效。有人被火烧伤起泡，臭烂数月不愈，用此敷之。五日收功，屡试神效。并治一切游风丹毒，破与不破皆极效验，真仙方也。

——清·鲍相璈《验方新编》

2.小腿慢性溃疡（臁疮）

神效回生膏

【主治】痈疽疔毒，远近臁疮，打扑跌折，伤损暗毒发背，刀斧所伤，箭头在肉，蛇蝎所伤，并皆治之，其效如神，年深愈效。（按：元本"蝎"作"犬"，"提"作"捉"，"学"作"痊"）

【组成】槐 柳 桃 榆 桑 枸杞

【用法】上将前六味树条嫩者，每件各二十条，每条长二寸，通计一百二十条，剥取嫩皮，用清油三斤，文武火于大砂锅内煎，令嫩皮津液尽为度，将油滤过。

又方

【组成】白芷 白及 白蔹 当归 大黄 黄柏 赤芍药 杏仁 蓖麻子以上各一两半车。（按：元本"车"作"重"）

【用法】上将前药九味剉碎，再于前油内浸透，又用慢火煎焦，去药滓，再用油滤过。（按：元本"于"上有"下"字）

又方

【组成】黄丹十二两

【用法】上用黄丹十二两重，分作三次，下于油内熬令黑色，将箸觜蘸药油滴水内，不散为度。

又方

【组成】血竭 雄黄 乳香 没药以上各五钱 轻粉三钱

【用法】上为极细末，放油微温，下前药于油内，以瓦罐盛之，盖口埋土内三日，去火毒，任意摊贴患处，二日外自觉病退，其效如神。

——元·萨迁《瑞竹堂经验方》

臁疮黄蜡膏

【主治】臁疮。

【组成】槐条 椿皮 桃条 楝条 柳条 荆芥

【用法】上件熬汤，不拘时荡洗，用无浆绢帛揾干，用生黄蜡于纸上，量疮大小摊膏药一十个，将十层都栓于疮上，三日一次洗疮，除去着疮蜡纸，膏药一个不用，不候一月，无问年深日近，必然痊可。累曾依方医治，得效验。

——元·萨迁《瑞竹堂经验方》

隔纸膏

【主治】内外臁疮。

【组成】当归 白芷 黄连 五倍子 雄黄 没药 血竭 海螵蛸 白及 白蔹 黄柏 厚朴以上各半两 黄丹六钱 乳香二钱半，研 轻粉一钱

【用法】上为细末，研匀，用清油调成膏。用油纸贴药，傅

疮上，绢帛缚定。有脓水，解开刮去不洁，再贴药，如此数次即愈。须先用烧盐汤洗净，片帛拭干，待片时，水气干，然后贴药。

——明·董宿原《奇效良方》

翠玉膏

【主治】臁疮。

【组成】沥青一两 铜绿研 黄蜡各二钱 乳香研 没药研，各一钱

【用法】上将铜绿以油调匀，将沥、蜡火上熔开，下绿搅匀，次入乳、没末，仍搅匀，倾在河水盆内拌匀。以油纸裹口嚼，旋捏作饼子贴疮，以绯绢包，直候疮好，其药自脱。

——明·董宿原《奇效良方》

臁疮隔纸膏

【组成】黄占五两 飞丹 铅粉各四两 轻粉 乳香 没药各二钱 冰片三分 麻油春夏二两，秋冬三两

【用法】上先将占油煎五六沸，下乳没，再二三服，下轻粉，随下丹粉，槐柳枝搅十余沸，取起冷定，后下冰片搅匀，瓶盛，浸水中一宿出火毒。先以苦茶洗疮净，将膏用薄油纸刺孔厚摊，间日番背面贴之，三日一换，三贴即可愈。

——明·张景岳《景岳全书》

隔纸膏

【主治】臁疮神效。

【组成】黄芪末五钱 轻粉 乳香 没药各一钱 银珠一钱 血竭五分 铜绿二分

【用法】上为细末，真香油调成膏，摊油纸上。再用油单纸一层，以针刺孔数十，掩膏药上贴之，一日一易其膏。

——明·张景岳《景岳全书》

二味隔纸膏

【主治】臁疮湿毒疮。

【组成】石膏煅　枯矾等分

【用法】上为末，用桐油调成膏，作隔纸膏贴之，更服荆防败毒散。如数剂不愈，再服黄芪人参汤。

——明·张景岳《景岳全书》

三香膏

【主治】论远年近日，一切臁疮溃烂至骨疼痛，当止痛生肌，如神。

【组成】乳香二钱　松香三钱

【用法】上为细末，真生香油调，用包粽子笋叶薄者，密针刺孔，将药摊其上，用笋叶贴患处。药居中，上用完笋叶盖，叶上帛扎住，即效。一方用松香，为末，入葱根须、叶等分，同捣为饼，外用乳香为末，少掺药饼上，搭在创口，布帛紧扎，二日一换，盐茶洗净。

——明·孙一奎《赤水玄珠》

白玉膏

【主治】臁疮久不愈者。

【组成】乳香　没药　象皮　白蜡各五钱　轻粉四钱　密陀僧　铅粉　黄蜡各二两

【用法】以上除蜡，俱为极细末，先用真桐油一斤，放锅内火上滚透，去沫油，先入密陀僧末搅匀，取起，入二蜡溶尽搅匀，待油稍温，方入细药，搅三百余遍，以大棉纸摊上阴干，随疮大小煎成膏贴，待疮中毒水流出，膏药遍黑，再换新者贴之。

——清·华岫云《种福堂公选良方》

紫脂膏

【主治】臁疮久不愈者。

【组成】好麻油四两 净花椒三钱 葱头七大个，连须七寸长

【用法】三味同煎至葱焦脆，去渣，入白色松香五钱，黄占六钱，文火煎化，去上面浮出渣滓，煎至油面上有花纹，急离火倾碗内，加入好银朱一钱，搅匀收之，待冷凝，将碗合土地上三日，去火毒，摊夹纸膏贴之，纸只要一面刺孔，每膏贴五日一换，如痛者，用甘草汤先洗，痒者，花椒汤洗，若帖一膏即流尽黄水者，贴至五六膏而愈，若贴至三膏，方流尽黄水者，须贴至二十膏而愈，凡初贴之膏出水者，膏中有毒气在内，揭下则无用，水尽后再贴之，膏须存之，以待后来将长肉结盖时用，此贴过旧膏贴之，以为收功最妙。

——清·华岫云《种福堂公选良方》

三香膏

【主治】臁疮初发先痒后痛，红肿成片，破津紫水者。此证生在两胫内外廉骨。

【组成】轻粉 乳香 松香各等分

【用法】共为末，香油调稠，用夹纸一面，以针密刺细孔，将药夹搽纸内；先以葱汤洗净患处，将药纸有针孔一面，对疮贴之，三日一换。

——清·吴谦等《医宗金鉴》

夹纸膏

【主治】臁疮色紫者。

【组成】黄丹炒 轻粉 儿茶 没药 雄黄 血竭 五倍子炒 银朱

枯矾各等分

【用法】共为末，量疮大小，剪油纸二张，夹药于内，纸周围用面粘粘住，纸上用针刺孔；先将疮口用葱、椒煎汤洗净拭干，然后贴上，以帛缚之，三日一洗，再换新药贴之。

——清·吴谦等《医宗金鉴》

解毒紫金膏

【主治】臁疮日久疮色紫黑。

【组成】明净松香 皂矾煅赤，各一斤

【用法】共研极细末，香油调稠；先用葱、艾、甘草煎汤洗净患处，再搽此药，油纸盖住，以软布扎紧，三日一换。此药又治杨梅结毒，腐烂作臭，脓水淋漓，用之甚效。

——清·吴谦等《医宗金鉴》

黄蜡膏

【主治】年久顽臁疮，疮皮乌黑下陷，臭秽不堪者。

【组成】血竭 赤石脂（煅） 龙骨（煅）各三钱

【用法】共为细末，香油一两，入血余粟子大一团，炸枯去滓；再入黄蜡一两，白胶香三钱，溶化尽离火，下血竭等末，搅匀候冷，磁罐盛之。用时捏作薄片贴疮上，绢帛缚定，三日后，翻过贴之。

——清·吴谦等《医宗金鉴》

白油膏

【主治】臁疮数十年不愈者，数日即可功，捷如影响。并治秃头疮、坐板疮及一切年久湿热诸疮、脓血不止，久不收口等症。

【组成】真桐油 防风 白芷 鸡蛋 白蜡 黄蜡

【用法】真桐油三两，防风、白芷各钱半，放油内泡一夜，入铁器内，慢火熬枯，去药沥净渣，将油再熬。俟欲开时，用鸡蛋一个去壳，放油内炸至深黄色，去蛋不用。再将油慢熬，俟油色极明，能照见人须眉，入白蜡六分，黄蜡四分溶化。赶紧用竹纸十余张，乘热浸入油内，一张一放一起，冷透火气。须张张隔开，风前吹透，若放在一处，虽数日火气难退，贴上毒气内逼，难以收功。视疮大小，裁纸贴上，顷刻脓粘满纸，肉满生肌（脓尽后不贴，亦可生机），脓多者黄蜡六分，白蜡五分，不得稍有增减。

——清·鲍相璈《验方新编》

黄香膏

【主治】臁疮，屡试如神，并治一切痈毒大疮、日久不愈亦效。

【组成】松香 轻粉 银朱 白蜜① 菜油

【用法】松香白水煮透，取出放冷水内搓洗数十下，再煮再洗，如此九次，倒地待冷取起。每一两加轻粉三钱，银朱一钱，白蜜少许，炼老成珠，加菜油少许，炖热搅匀，看疮之大小作饼，置疮上，将绸条扎住。一周时取下，用滚水搓洗极净，翻转再帖，周时取下，再洗再贴。只要一个药饼直贴到好，不须另换。待疮好，将此药饼洗净收好，如遇此疮，再与别人贴，仍前一周时一吸一贴。此饼若医过三人之后，贴上即好，若医过十人，贴上更能速愈，奇绝妙绝。

【注释】

①白蜜：多数指结晶后的洋槐花蜂蜜。

——清·鲍相璈《验方新编》

夹纸膏

【主治】臁疮。

【组成】樟脑三钱　铜绿一钱

【用法】用猪板油和药捣烂，以油纸夹之贴患处一二日，翻转贴三四日，脓尽而愈。如四日后脓尚未尽，再换一纸，无不愈矣。

——清·鲍相璈《验方新编》

三圣膏

【主治】臁疮溃烂。

【组成】川椒四分　松香四分　黄蜡四分

【用法】共研，用连根葱白十四段，捣烂，作夹纸膏。贴之。

——清·李文炳《仙拈集》

独圣膏

【主治】臁疮。

【组成】炉甘石煅

【用法】以猪骨髓油调搽。先以防风、荆芥、银花、甘草汤洗净，后敷药。

——清·李文炳《仙拈集》

四圣膏

【主治】臁疮。

【组成】银朱二钱　铜绿一钱半　松香三钱　杭粉三钱

【用法】上为末。桐油调搽，作隔纸膏贴之，三五日愈。

——清·李文炳《仙拈集》

水龙膏

【主治】臁疮，并妇人裙边疮。

【组成】水龙骨即船上陈石灰，炒干

【用法】上为末。香油调搽。

——清·李文炳《仙拈集》

隔纸膏

【主治】结毒臁疮。

【组成】松香制，八钱　黄柏末四钱　轻粉五分

【用法】用麻油或猪油调成膏，用甘草五钱煎汤，将纸煮过晒干，针刺多眼，摊药。贴疮上，先用葱、椒汤洗净，方贴之。

——清·李文炳《仙拈集》

樟脑膏

【主治】臁疮。

【组成】樟脑五六钱　猪油　葱白

【用法】共捣烂。厚敷疮上，油纸裹好，扎紧，日一换。不可见风。

——清·李文炳《仙拈集》

3. 瘭疽（化脓性指头炎）

羊髓膏

【主治】瘭疽，侵淫广大。

【组成】羊髓二两　大黄甘草炙　胡粉各二两

【用法】上四味，㕮咀，以猪膏二升半，合煎，微火三上三下，绞去滓敷，日四五。

——唐·王焘《外台秘要》

升麻膏

【组成】升麻　白薇　漏芦　连翘　芒硝各二两　黄芩　蛇衔　枳实各二两，炙　栀子仁二十枚　蒴藋四两

【用法】上十味切，捣破令细，后以水三升渍半日，以猪膏

五升煎，水气竭，去滓，敷诸丹毒皆用，及热疮肿上，并日三易之。

——唐·王焘《外台秘要》

丹砂膏

【主治】瘰疬。

【组成】丹砂细研　射干　大黄锉,炒　犀角屑　前胡去芦　升麻　川芎　黄芩去黑心　沉香　木香各一两　生地黄二两　麝香半分,研　猪脂二斤半

【用法】上除丹砂、麝香、猪脂外，锉碎，以醋半升和匀，浸一宿；先熬脂令沸，次下诸药煎，候地黄赤黑色，以绵绞去滓，入丹砂、麝香末，以柳篦搅匀，瓷盒盛，傅患处，日三五上。又取枣大，以温酒调，空心、日午服。一方温水调下半匙。

——明·董宿原《奇效良方》

4. 淋巴结结核、慢性淋巴结炎（瘰疬）

丹参膏

【主治】主恶肉结核瘰疬，脉肿气痛。

【组成】丹参八分　白蔹　独活　连翘　白及各四分　升麻　蒴藋各六分　防己　玄参　杏仁各五分,去皮尖

【用法】上十味，细切，以生地黄汁淹渍一宿，以炼成猪膏四升，微火煎，五上五下，药成，绞去滓，以摩病处，日三四。

——唐·王焘《外台秘要》

大黄膏

【主治】疗瘰疬。

【组成】大黄六分　附子四分,炮　细辛三分　连翘四分　巴豆一分

【用法】上五味，以苦酒浸一宿，以腊月猪膏煎，三上三

下，去滓，以绵滤之，用敷之，日三五度涂之良。

瘰疬膏

【主治】鼠瘘。

【组成】白马、牛、羊、猪鸡等屎屑各一斤 漏芦 藁本各一斤

【用法】上七味，并于石上烧作灰研，绢筛之，以猪脂一升三合，煎乱发一两半，令沸，发尽乃内诸药屑，微火上煎五六沸，药成。先去疮上痂，以盐汤洗，新绵拭疮令燥，然后敷膏，若无痂犹须汤洗，日再。若著膏，当以帛覆，无令风冷，神验。瘰疬以膏敷上，亦日再。

——唐·王焘《外台秘要》

五白膏

【主治】鼠漏及瘰疬。

【组成】白马 白牛 白羊 白猪 白鸡等屎各一升 漏芦二斤

【用法】上六味各于石上烧作灰，研，绢筛之，以猪膏一升三合煎乱发一两半，令极沸尽消，乃内诸末，微微火上煎五六沸，药成，去疮痂，以盐汤洗，新帛拭干，然后敷膏。若无痂，犹须汤洗。日再。若着膏，当以帛裹上，勿令中风冷也。神验。

——唐·孙思邈《备急千金要方》

荔枝膏

【主治】瘰疬。

【组成】荔枝肉一两 轻粉 麝香 白豆蔻 川芎 砂仁各半钱 朱砂 龙骨 血竭 乳香各一钱 全蝎五个

【用法】上将荔枝肉捣烂，软米饭和为膏。看疮大小摊贴，如有三五个者，止去点为头者，妙。

第五部分 伤科

209

——明·董宿原《奇效良方》

蜂房膏

【主治】热毒气，毒结成瘰疬。

【组成】露蜂房炙 蛇蜕炙 玄参 蛇床子 黄芪锉，各三分 杏仁一两半 乱发鸡子许 铅丹 蜡各二两

【用法】上先将前五味锉细绵裹，用酒少许，浸一宿，勿令酒多；用油半斤，纳杏仁、乱发，煎十五沸，待发消尽，即绵滤，更下铛中，然后下丹、蜡，又煎五七沸，即泻出，于瓷盆中盛。取贴疮上，一日一换。

——明·董宿原《奇效良方》

文武膏

【主治】瘰疬。

【组成】桑葚

【用法】桑椹黑熟者二斗，以布袋绞取汁，瓦器中熬成膏，白汤化下一匙，一日三服。红者，晒干为末，白汤调服。

——明·孙一奎《赤水玄珠》

必效膏

【主治】瘰疬气血尚无亏损，疬核不愈，内服此药，外以针头散腐之。若气血虚者，先服益气养营汤数剂，后服此药。服后疬毒尽下，再服煎汤数剂。

【组成】南硼砂二钱半 轻粉一钱 麝香五分 巴豆五个，去膜 白槟榔一个 斑蝥四十个，去头翅，同糯米炒

【用法】上同为极细末，取鸡子二个，去黄用清调药，仍入壳内，以湿纸数重糊口，入饭甑蒸熟，取出曝干研末。虚者每服半钱，实者一钱，用炒生姜酒或滚汤于五更调服。如觉小腹痛，

用益元散一服，其毒俱从小便出。胎妇勿饵。疮毒去后，多服益气养营汤，疮口自合。此药斑蝥、巴豆似为峻利，然巴豆能解斑蝥之毒，用者勿畏。予于京师遇一富商，项有瘰痕一片颇大，询其由，彼云因怒而致，困苦二年，百法不应，忽有方士与药一服即退，二三再服顿退，四服而平，旬日而痊，以重礼求之，乃是必效散，因修合济人，无有不效。丹溪亦云，必效与神效瓜蒌散相兼服之，自有神效，常以二剂兼补剂用之，甚效，故录之。但此药虽云峻利，然瘰毒之深者，非此不能解，故宜用之。惟血气虚者不可用，恐其有误也。又一道人治此证，用鸡子七个，每个入斑蝥一枚，饭上蒸熟，每日空心食一个，求者甚多。考之各书瘰疬门及《本草》亦有之，然气血虚者恐不能治也。

——明·张景岳《景岳全书》

5. 骨关节结核、慢性骨髓炎（附骨疽）

蟾蜍膏

【主治】附骨疽久不瘥，脓汁败坏，或骨从疮孔出。

【组成】大虾蟆一枚　乱发一握，如鸡子大　猪脂油四两

【用法】上以猪脂油煎前项药，滤去滓，凝如膏，贴之。凡贴，先以桑白皮、乌豆煎汤淋洗，拭干，煅龙骨为粉掺疮口四畔，令易收敛，却用贴之。

——金元·危亦林《世医得效方》

黑鲫膏

【主治】附骨疽未破已破，或脓出不尽者。

【组成】鲫鱼

【用法】上用黑色鲫鱼一个，去肠，入白盐令腹满，用线缚定。用水一盏，铜石器中煮水尽干焦，为末，用猪油调敷。已破

者干掺，少痛勿怪。

——金元·危亦林《世医得效方》

6. 膝关节结核、类风湿性关节炎（鹤膝风）

回阳玉龙膏

【主治】鹤膝风，初肿如绵，皮色不变，亦无焮热，疼痛日增，无论单双。此证一名游膝风，一名鼓搥风。单生者轻，双生者最重。

【组成】军姜炒，三两　肉桂五钱　赤芍炒，三两　南星一两　草乌炒，三两　白芷一两

【用法】上六味制毕，共为细末，热酒调敷。

——清·吴谦等《医宗金鉴》

白芷膏

【主治】鹤膝风。

【组成】新鲜白芷

【用法】用酒煎至成膏，收贮瓷瓶。每服二钱，陈酒送下。再取二三钱涂患处，至消乃止。

——清·李文炳《仙拈集》

7. 毒蛇咬伤

野葛膏

【主治】射工恶核，卒中恶毒。

【组成】野葛一升　茵芋　踯躅　附子　丹砂各一两　巴豆　乌头　蜀椒各五合　雄黄　大黄各一两

【用法】上十味治下筛，不中水猪膏三斤煎，三上三下，去滓，内丹砂、雄黄末、搅至凝，以枣核大摩痛上。勿近眼。凡合名膏，皆不用六畜产妇女人小儿鸡犬见之，惟须清净矣。

——唐·孙思邈《备急千金要方》

烟精膏

【主治】凡遇毒蛇咬伤，恶毒攻心。

【组成】竹木杆 烟筒内烟油

【用法】急取竹木杆烟筒内烟油（又名烟屎，其色如酱），用冷水洗出，饮一二碗。受毒重者，其味必甜而不辣，以多饮为佳。伤口痛甚者，内有蛇牙，多用烟油揉擦必出。此为蛇咬第一仙方，切不可疑而自误。

——清·鲍相璈《验方新编》

烟精膏

【主治】毒蛇咬伤。

【组成】烟屎将竹木杆烟袋多取

【用法】频频按揉伤处，蛇牙自出。

——清·李文炳《仙拈集》

8. 腰椎结核

消肿活瘀膏

【主治】腰椎结核症。

【组成】鸡血藤膏三分 麝香三分 穿山甲二分 第一仙丹三分 金果榄二分

【用法】上为细末，过绢罗，兑蜂蜜合膏。敷肿处。

——《慈禧光绪医方选议》

9. 破伤风

生肌玉红膏

【主治】破伤风破口不锈生脓。症见初起先发寒热，牙关噤急，甚则身如角弓反张之状，口吐涎沫，四肢抽搐，无有宁时，不省人事，伤口锈涩。

【组成】当归二两　白芷五钱　白蜡二两　轻粉四钱　甘草一两二钱紫草二钱　瓜儿血竭四钱　麻油一斤

【用法】上将当归、白芷、紫草、甘草四味，入油内浸三日，大杓内慢火熬微枯色，细绢滤清；将油复入杓内煎滚，入血竭化尽；次下白蜡，微火亦化。用茶钟四个，预放水中，将膏分作四处，倾入钟内，候片时方下研极细轻粉各投一钱，搅匀，候至一日、夜用之极效。

——清·吴谦等《医宗金鉴》

10. 冻疮

雄脑膏

【主治】冻疮久不愈，年年发歇，先痒后痛，后即肿破出黄水，及出血不止者。

【组成】雄雉脑一枚，捣烂　黄蜡清油

【用法】上三味，以文火熬成膏，去渣，瓷器盛，用每日涂疮上。一方用大蒜梗煎汤洗之。

——清·华岫云《种福堂公选良方》

独胜膏

【主治】冻疮经年不愈者。此证由触犯严寒之伤，伤及皮肉着冻，以致气血凝结，肌肉硬肿，僵木不知痛痒。

【组成】蒜

【用法】于六月初六、十六、二十六日，用独头蒜杵烂，日中晒热，涂于冻发之处，即于日中晒干。忌患处着水。

——清·吴谦等《医宗金鉴》

文蛤膏

【主治】冻疮。

【组成】五倍子焙干　猪油

【用法】五倍子为末，调成膏。填入裂缝内。冻耳，姜汁煎涂；冻脚，茄根煎洗；冻拆，油胭脂烘热敷之。

——清·李文炳《仙拈集》

雉脑膏

【主治】诸冻疮久不瘥，年年发歇，先痒后痛，然后肿破出黄水，及血出不止。

【组成】雄雉脑一枚，捣烂　黄蜡等分　清油减半

【用法】上同于慢火上熬成膏，去滓，瓷器盛。每用涂疮上。

——明·董宿原《奇效良方》

柏叶膏

【主治】冻疮，手足指欲堕，及耳欲落。

【组成】柏叶炙干为末，四两　杏仁去皮，研，四十粒　头发一拳大　食盐半两，研　乳香一分，研　黄蜡一两　油一升

【用法】上先煎油沸，次下前五味药，待发尽，再下黄蜡搅匀，瓷盒收。先以热小便洗疮，以绵挹干，后以药涂，即以软帛裹，勿令寒气侵入，每日一换，如疮渐瘥，三四日一换。

——明·董宿原《奇效良方》

11. 阴疮

阴疮膏

【主治】男女阴疮。

【组成】米粉一酒杯许　芍药　黄芩　牡蛎　附子　白芷各十八铢

【用法】上咬咀，以不入水猪膏一斤，微火上煎三上三下，候白芷黄，膏成，绞滓去，纳白粉，和傅疮上。

——明·董宿原《奇效良方》

第六部分　部　位

一、头部

1.百会疽

冲和膏

【主治】百会疽又名玉顶发，生在巅顶正中。症见初起形如
粟米，渐肿根大如钱，甚则形似葡萄，坚硬如铁，高尖红肿，焮
热疼痛，疮根收束，憎寒壮热，大渴随饮随干，口苦唇焦，便秘
烦躁，脉见洪数。

【组成】紫荆_{皮炒，五两}　独活_{炒，三两}　白芷_{三两}　赤芍_{炒，二两}
石菖蒲_{一两五钱}

【用法】上五味共为细末，葱汤、热酒俱可外敷。

——清·吴谦等《医宗金鉴》

琥珀膏

【主治】百会疽初起。

【组成】定粉_{一两}　血余_{八钱}　轻粉_{四钱}　银朱_{七钱}　花椒_{十四粒}
黄蜡_{四两}　琥珀_{末，五分}　麻油_{十二两}

【用法】将血余、花椒、麻油炸焦，捞去渣，下黄蜡溶化
尽，用夏布滤净，倾入磁盆内，预将定粉、银朱、轻粉、琥珀四
味，各研极细，共合一处，徐徐下入油内，用柳枝不时搅之，以
冷为度。绵胭脂摊贴，红绵纸摊贴亦可。

——清·吴谦等《医宗金鉴》

2. 侵脑疽

琥珀膏

【主治】侵脑疽，脓已溃。

【组成】定粉一两　血余八钱　轻粉四钱　银朱七钱　花椒十四粒　黄蜡四两　琥珀末，五分　麻油十二两

【用法】将血余、花椒、麻油炸焦，捞去渣，下黄蜡溶化尽，用夏布滤净，倾入磁盆内，预将定粉、银朱、轻粉、琥珀四味，各研极细，共合一处，徐徐下入油内，用柳枝不时搅之，以冷为度。绵胭脂摊贴，红绵纸摊贴亦可。

——清·吴谦等《医宗金鉴》

冲和膏

【主治】侵脑疽，脓已溃

【组成】紫荆皮炒，五两　独活炒，三两　白芷三两　赤芍炒，二两　石菖蒲一两五钱

【用法】上五味共为细末，葱汤、热酒俱可外敷。

——清·吴谦等《医宗金鉴》

3. 额疽

冲和膏

【主治】额疽，气实者。

【组成】紫荆皮炒，五两　独活炒，三两　白芷三两　赤芍炒，二两　石菖蒲一两五钱

【用法】上五味共为细末，葱汤、热酒俱可外敷。

——清·吴谦等《医宗金鉴》

琥珀膏

【主治】额疽，脓已溃。

【组成】定粉一两 血余八钱 轻粉四钱 银朱七钱 花椒十四粒 黄蜡四两 琥珀末，五分 麻油十二两

【用法】将血余、花椒、麻油炸焦，捞去渣，下黄蜡溶化尽，用夏布滤净，倾入磁盆内，预将定粉、银朱、轻粉、琥珀四味，各研极细，共合一处，徐徐下入油内，用柳枝不时搅之，以冷为度。绵胭脂摊贴，红绵纸摊贴亦可。

——清·吴谦等《医宗金鉴》

4. 玉枕疽

冲和膏

【主治】玉枕疽虚者。此证生在玉枕骨尖微上脑户穴。初起如粟，麻痒相兼，寒热往来，口渴便秘，渐增坚硬，大者如茄，小如鹅卵，红活高肿。

【组成】紫荆皮炒，五两 独活炒，三两 白芷三两 赤芍炒，二两 石菖蒲一两五钱

【用法】上五味共为细末，葱汤、热酒俱可外敷。

——清·吴谦等《医宗金鉴》

5. 脑铄

回阳玉龙膏

【主治】脑铄，初起热如火燎刺痛。

【组成】军姜炒，三两 肉桂五钱 赤芍炒，三两 南星一两 草乌炒，三两 白芷一两

【用法】上六味制毕，共为细末，热酒调敷。

——清·吴谦等《医宗金鉴》

6. 白屑风

润肌膏

【主治】白屑风肌肤燥裂者。此证初生发内，延及面目，耳项燥痒，日久飞起白屑，脱去又生。

【组成】香油四两 奶酥油二两 当归五钱 紫草一钱

【用法】将当归、紫草入二油内，浸二日，文火炸焦去渣；加黄蜡五钱溶化尽，用布滤倾碗内，不时用柳枝搅冷成膏。每用少许，日擦二次。

——清·吴谦等《医宗金鉴》

7. 秃疮

肥油膏

【主治】秃疮初起。此证头生白痂，小者如豆，大者如钱，俗名钱癣，又名肥疮，多生小儿头上，骚痒难堪，却不疼痛。

【组成】番木鳖六钱 当归 藜芦各五钱 黄柏 苦参 杏仁 狼毒 白附子各三钱 鲤鱼胆二个

【用法】用香油十两，将前药入油内，熬至黑黄色，去渣，加黄蜡一两二钱溶化尽，用布滤过罐收。每用少许，用蓝布裹于手指，蘸油擦疮。

——清·吴谦等《医宗金鉴》

8. 蝼蛄疖

绀珠膏

【主治】蝼蛄疖，有暑热成毒者。症见疮肿大如梅李，相联三、五枚，溃破脓出，其口不敛，日久头皮串空，亦如蝼蛄串穴之状。

【组成】制麻油四两 制松香一斤

【用法】上将麻油煎滚，入松香文火溶化，柳枝搅候化尽，离火下细药末二两三钱，搅匀，即倾于水内，拔扯数十次，易水浸之听用。瘀血、肿毒、瘰疬等证，但未破者，再加魏香散，随膏之大小，患之轻重，每加半分至三、二分为率。毒深脓不尽，及顽疮对口等证，虽溃必用此膏获效。未破者贴之勿揭，揭则作痒。痛亦勿揭，能速于成脓。患在平处者，用纸摊贴；患在弯曲转动处者，用绢帛摊贴。臁疮及臀、腿寒湿等疮，先用茶清入白矾少许，洗净贴之见效。头痛贴太阳穴，牙痛塞牙缝内。内痈等证，作丸用蛤粉为衣，服下。便毒痰核，多加魏香散；如脓疮，再加铜青。如蟺拱头，癣毒，贴之亦效。

制油法：每麻油一斤，用当归、木鳖子肉、知母，细辛，白芷、巴豆肉、文蛤（打碎）、山慈菇（打碎）、红芽大戟，续断各一两，槐、柳枝，各二十八寸，入油锅内浸二十一日，煎枯去渣，取油听用。查朝鲜琥珀膏，多续随子，此方宜加之。

制松香法：择片子净嫩松香（为末）十斤，取槐、柳、桃、桑、芙蓉等五样枝，各五斤，锉碎，用大锅水煎浓汁，滤净，再煮一次各收之，各分五分。每用初次汁一分煎滚，入松香末二斤，以柳、槐枝搅之，煎至松香沉下水底为度，即倾入二次汁内，乘热拔扯数十次，以不断为佳，候温作饼收之。余香如法。

——清·吴谦等《医宗金鉴》

万应膏

【主治】治疗蝼蛄疖，有暑热成毒者。症见疮肿大如梅李，相联三五枚，溃破脓出，其口不敛，日久头皮串空，亦如蝼蛄串穴之状。

【组成】川乌 草乌 生地 白蔹 白及 象皮 官桂 白芷 当归

赤芍 羌活 苦参 土木鳖 穿山甲 乌药 甘草 独活 元参 定粉 大黄各五钱

【用法】上十九味，定粉在外，用净香油五斤，将药浸入油内。春五夏三，秋七冬十，候日数已足，入洁净大锅内，慢火熬至药枯，浮起为度。住火片时，用布袋滤去渣，将油称准，每油一斤，对定粉半斤，用桃、柳枝不时搅之，以黑如漆，亮如镜为度，滴入水内成珠，薄纸摊贴。

——清·吴谦等《医宗金鉴》

9. 发际疮

琥珀膏

【主治】发际疮，经年不愈，亦无伤害。此证生项后发际，形如黍豆，项白肉赤坚硬，痛如锥刺，痒如火燎，破津脓水。

【组成】定粉一两 血余八钱 轻粉四钱 银朱七钱 花椒十四粒 黄蜡四两 琥珀末，五分 麻油十二两

【用法】将血余、花椒、麻油炸焦，捞去渣，下黄蜡溶化尽，用夏布滤净，倾入磁盆内，预将定粉、银朱、轻粉、琥珀四味，各研极细，共合一处，徐徐下入油内，用柳枝不时搅之，以冷为度。绵胭脂摊贴，红绵纸摊贴亦可。

——清·吴谦等《医宗金鉴》

黄连膏

【主治】发际疮初起。

【组成】黄连三钱 当归尾五钱 生地一两 黄柏三钱 姜黄三钱

【用法】香油十二两，将药炸枯，捞去渣；下黄蜡四两溶化尽，用夏布将油滤净，倾入磁碗内，以柳枝不时搅之，候凝为度。

——清·吴谦等《医宗金鉴》

10. 头疮

松脂膏

【主治】头疮经年月不瘥。

【组成】松脂 黄连去须,各三分 黄芩 苦参各一两 蛇床子一分
大黄 白矾枯,各半两 水银一两半 胡粉半两,合水银,入少水同研,令无星
为度

【用法】上为细末,研匀,用腊猪脂调傅疮上,大效。

——明·董宿原《奇效良方》

贝母膏

【主治】头秃疮。

【组成】贝母 半夏生 南星 五倍子 白芷 黄柏 苦参各二钱半
虢丹煅,一钱半 雄黄一钱

【用法】上为细末。先以蜂房、白芷、苦参、大腹皮、荆芥
煎汤熏洗,拭干,即用蜜水调傅,两三次后,干掺药。

——明·董宿原《奇效良方》

二、面部

1. 面游风

摩风膏

【主治】面游风,痛甚者。此证生于面上,初发面目浮肿,
痒若虫行,肌肤干燥,时起白屑。次后极痒,抓破,热湿盛者津
黄水,风燥盛者津血,痛楚难堪。

【组成】麻黄五钱 羌活一两 白檀香一钱 升麻二钱 白及一钱
防风二钱 当归身一钱

【用法】用香油五两,将药浸五日,文火炸黄,即捞去渣,

加黄蜡五钱，溶化尽，用绢滤过，搅冷涂抹疮上。

——清·吴谦等《医宗金鉴》

2. 颌面部放线菌病（颊疡）

万应膏

【主治】颊疡。此证生于耳下颊车骨间。

【组成】川乌 草乌 生地 白蔹 白及 象皮 官桂 白芷 当归 赤芍 羌活 苦参 土木鳖 穿山甲 乌药 甘草 独活 元参 定粉 大黄各五钱

【用法】上十九味，定粉在外，用净香油五斤，将药浸入油内。春五夏三，秋七冬十，候日数已足，入洁净大锅内，慢火熬至药枯，浮起为度。住火片时，用布袋滤去渣，将油称准，每油一斤，对定粉半斤，用桃、柳枝不时搅之，以黑如漆，亮如镜为度，滴入水内成珠，薄纸摊贴。每日一易。患者当慎起居，戒腥、发等物，渐渐收功。

——清·吴谦等《医宗金鉴》

3. 黑痣

水晶膏

【主治】黑痣。此证生于面部，形如霉点，小者如黍，大者如豆，比皮肤高起一线。

【组成】矿子 糯米

【用法】矿子石灰水化开，取末五钱，又用浓碱水多半茶钟，浸于石灰末内，以碱水高石灰二指为度。再以糯米五十粒，撒于灰上，如碱水渗下，陆续添之，泡一日一夜，冬天两日一夜，将米取出，捣烂成膏。挑少许点于痣上，不可太过，恐伤好肉。兼戒酱醋，愈后无痕。

——清·吴谦等《医宗金鉴》

贝叶膏

【主治】黑痣。此证生于面部，形如霉点，小者如黍，大者如豆，比皮肤高起一线。

【组成】麻油一斤 血余鸡子大，一个 白蜡二两

【用法】上将血余，以文火炸化去渣，下火入白蜡溶化，候温用棉纸剪块三张，张张于油蜡内蘸之，贴于磁器帮上。用时揭单张贴患处，日换八九次，力能定痛去腐生肌，其功甚速，切勿忽之。兼戒酱醋，愈后无痕。

——清·吴谦等《医宗金鉴》

4. 其他

硫黄膏

【主治】面部生疮，或鼻赤、风刺、粉刺。

【组成】硫黄 白芷 天花粉 水粉各五分 全蝎一枚 蝉蜕五个 芫青七个，去头足

【用法】上为细末，用麻油、黄蜡约多寡，如合面油，熬匀离火，方入前末药和匀。每于临卧时洗面净，以少许涂面，勿近眼，数日间肿处自平，赤鼻亦消。如退风刺，一夕见效。

——明·张景岳《景岳全书》

面膏

【主治】主有䵟（左黑右曾）及痃瘰，并皮肤皱劈方。

【组成】防风 藁本 辛夷 芍药 当归 白芷 牛膝 商陆 细辛 密陀僧 川芎 独活 鸡舌香 零陵香 葳蕤 木兰皮 麝香 丁香 未穿真珠各一两 蕤仁 杏仁各二两，去皮尖 牛髓五升 油一升 腊月猪脂三升，炼 獐鹿脑各一具（若无獐鹿，羊脑亦得）

【用法】上二十五味，先以水浸脑髓使白，藿香以上咬咀

如麦片，乃于脑、髓、脂、油内煎之，三上三下，即以绵裹捞去滓，乃内麝香及真珠末，研之千遍，凝，即涂面上甚妙。

又方

【组成】香附子十枚，大者白芷一两 零陵香二两 茯苓一大两，细切 蔓菁油二升（无，即猪脂代之） 牛髓 羊髓各一斗 白蜡八两 麝香半两

【用法】上九味切，以油、髓微火煎五物令色变，去滓，内麝香，研千遍，凝，每澡豆洗面而涂之。

——唐·孙思邈《千金翼方》

白附子膏

【主治】（左黑右𪐈）䵟，令面白悦泽。

【组成】白附子 青木香 丁香各一两 商陆根一两 细辛三两 酥半升 羊脂三两 密陀僧一两，研 金牙三两

【用法】上九味，以酒三升渍一宿，煮取一升，去滓，内酥，煎一升膏成。夜涂面上，旦起温水洗，不得见大风日，瘥。

——唐·王焘《外台秘要》

麝香膏

【主治】面䵟疱。

【组成】麝香三分 附子一两，炮 当归 川芎 细辛 杜蘅 白芷 芍药各四分

【用法】上八味，切，以腊月猪膏一升半，煎三上三下，去滓，下香膏成，以敷疱上，日三，瘥。

——唐·王焘《外台秘要》

羊胆膏

【主治】面䵟疱及产妇黑（左黑右𪐈）如雀卵色。

【组成】羊胆一枚 猪脂一合 细辛一分

【用法】上三味，以羊胆煎三上三下，膏成。夜涂敷，早起洗，以浆水洗去验。

——唐·王焘《外台秘要》

玉屑膏

【主治】面（左黑右黾）疱皯。

【组成】玉屑 珊瑚 木兰皮各三两 辛夷去毛 白附子 川芎 白芷各二两 牛脂五两 冬瓜仁十合 桃仁一升 猪脂五合 白狗脂二斤 商陆一升

【用法】上十三味，切，煎三上三下，白芷色黄，其膏成，洗面涂膏，神验。

——唐·王焘《外台秘要》

木兰膏

【主治】面䵟疱。

【组成】木兰皮 防风 白芷 青木香 牛膝 独活 藁本 芍药 白附子 杜蘅 当归 细辛 川芎各一两 麝香二分

【用法】上十四味，剉，以腊月猪脂二升，微火煎三上三下，绞去滓，入麝香调，以敷面上妙。

——唐·王焘《外台秘要》

赤膏

【主治】妇人面上粉滓。

【组成】光明砂四分，研 麝香二分 牛黄半分 水银四分，以面脂和研 雄黄三分

【用法】上五味，并精好药，捣筛，研如粉，以面脂一升内药中，和搅令极调。一如敷面脂法，以香浆水洗，敷药避风，经宿粉滓落如蔓荆子状。此方秘不传。

——唐·王焘《外台秘要》

白膏

【主治】面（左疒右查）疱痈恶疮。

【组成】附子十五枚　野葛一尺五寸　蜀椒一升

【用法】上三味，㕮咀，以醋渍一宿，猪膏一斤煎令附子黄，去滓涂之，日三。

——唐·孙思邈《备急千金要方》

白膏

【主治】主面（左疒右查）疱疥痈恶疮方。

【组成】附子十五枚　蜀椒一升　野葛一尺五寸

【用法】上三味切，醋渍一宿，猪膏一斤煎附子黄，去滓，涂之，日三。

——唐·孙思邈《千金翼方》

硫黄膏

【主治】面部生疮，或鼻脸赤风刺、粉刺，百药不效者，惟此药可治，妙不可言。每临卧时洗面令净，以少许如面油用之，近眼处勿涂，数日间疮肿处自平，赤亦消。风刺、粉刺，一夕见效。

【组成】生硫黄　香白芷　栝蒌根　腻粉（各半钱）　芫青（七个，去翅、足）　全蝎（一个）　蝉蜕（五个，洗去泥）

【用法】上为末，麻油、黄蜡约度如合面油多少，熬溶，取下离火，入诸药在内，如法涂之。一方加雄黄、蛇床子各少许。

——金元·危亦林《世医得效方》

三、耳部

1. 耳聋

鱼脑膏

【主治】风聋年久，耳中鸣。

【组成】生雄鲤鱼脑_{八分} 当归_{六铢} 菖蒲_{六铢} 细辛_{六铢} 白芷_六
_铢 附子_{六铢}

【用法】上六味，㕮咀，以鱼脑合煎，三沸三下之，膏香为成，滤去滓，冷，以一枣核大内耳中，以绵塞之，取瘥。

——唐·王焘《外台秘要》

赤膏

【主治】主耳聋齿痛。

【组成】丹参_{五两} 蜀椒_{一升} 大黄 白术 细辛 川芎_{各一两} 大
附子_{十枚} 干姜_{二两} 巴豆_{十枚，去心} 桂心_{四寸}

【用法】上十味，剉，以苦酒渍一宿，以猪膏三斤煎，三上三下，药成去滓，可服可摩。耳聋者，绵裹膏内耳中。齿冷痛，著齿间。诸痛皆摩。腹内有痛，以酒服一枣许大。咽喉痛，吞一枣核大一枚。

——唐·王焘《外台秘要》

驴膏

【主治】积年耳聋。

【组成】驴脂 生姜

【用法】以驴生脂和生姜捣，帛裹塞耳，妙不可言。有人耳痒，一日一作，可畏，直挑剔出血稍愈。此乃肾脏虚，致浮毒上攻，未易以常法治也。宜服透冰丹，勿饮酒、啖湿面、蔬菜、鸡、猪之属，能尽一月为佳，不戒无效。

——唐·王焘《外台秘要》

桂心膏

【主治】耳聋。

【组成】桂心十八铢　野葛六铢　成煎鸡肪五两

【用法】上㕮咀，于铜器中微火煎三沸，去滓，密贮勿泄。以苇筒盛如枣核大，火炙令少热，欹卧侧耳灌之。如此十日，耵聍自出，大如指长一寸，久聋不过三十日，以发裹膏深塞，莫使泄气，五日乃出之。

——明·董宿原《奇效良方》

鲫鱼胆膏

【主治】耳聋。

【组成】鲫鱼胆一枚　乌驴脂少许　生油半两

【用法】上和匀，纳楼葱管中七日，滴于耳内，瘥。

——明·董宿原《奇效良方》

蝎梢膏

【主治】远年近日耳聋。

【组成】蝎梢七枚，焙　淡豉二十一枚，拣大者，焙干　巴豆七粒，去心膜，不去油

【用法】上先研蝎梢、淡豉令细，别研巴豆成膏，同研匀，捏如小枣核状。用葱白小头取孔，以药一粒在内，用薄绵裹定，临卧时置在耳中，来早取出，未通再用，以通为度。

——明·董宿原《奇效良方》

鱼脑膏

【主治】风聋年久及耳鸣。

【组成】生鲤鱼脑二两　当归切，焙　细辛（去茎叶）　附子炮，去

皮、脐　白芷　菖蒲各半两

【用法】上除鱼脑外，捣为细末，以鱼脑置银器中，入药在内，微火上煎，候香，滤去滓，倾入瓷盒中，候凝，丸如枣核大，绵裹塞耳中。一方无菖蒲，有羊肾脂，同鱼脑先熬，次下诸药。

——明·董宿原《奇效良方》

葱涎膏

【主治】耵聍塞耳聋，不可强挑。

【组成】葱汁三合　细辛去苗　附子炮，去皮、脐，各一分

【用法】上将细辛、附子为末，以葱汁调令稀，灌入耳中。

——明·董宿原《奇效良方》

2. 化脓性中耳炎（聤耳）

菖蒲膏

【主治】聤耳痒有脓不止。

【组成】菖蒲一两　狼毒　附子炮　磁石烧　矾石熬汁尽，各一两

【用法】上五味，捣筛，以羊髓和如膏，取枣核大塞耳中，以瘥为度。

——唐·王焘《外台秘要》

花胭脂膏

【主治】小儿聤耳，常出脓水不止。

【组成】花胭脂　白龙骨　枯矾　白石脂各一钱

【用法】上研如粉，用蒸枣和丸，如枣核大。以绵裹一丸塞耳中，日三换之。

——明·董宿原《奇效良方》

3. 耳外湿疮

鸡腰膏

【主治】小儿胎毒及头面、耳前、耳后一切湿疮并羊须疮，屡试如神。

【组成】大鸡腰子_{蒸熟去皮，一对} 枯矾_{三分}

【用法】共捣融，加顶上冰片一二分敷之。

——清·吴谦等《医宗金鉴》

四、目部

1. 目暗不明

防风补煎

【主治】疗肝虚寒，目（左目右芒）视物不明，稀视生花。

【组成】防风 细辛_{各二两} 川芎 白鲜皮 独活_{各三两} 甘草_炙 橘皮_{去脉，各二两} 大枣_{二七枚，去核} 甘竹叶_{一升，切} 蜜_{五合}

【用法】上十味，切，以水一斗二升，煮取四升，去滓，下蜜更煎两沸。分为四服，日三夜一服。若是五六月，燥器贮，冷水藏之。忌海藻、菘菜、生菜。

——唐·王焘《外台秘要》

甘石膏

【主治】点眼昏花视物不明。

【组成】炉甘石_研 代赭石_{煅，醋淬七次，研} 黄丹_{各四两，水飞} 白沙蜜_{半斤}

【用法】上将二石碾为细末，次与黄丹和，用铜锅将蜜炼去白沫，更添水五六碗，熬沸下煎药以文武火熬，用一碗，用铜器搅，试将药滴水中，沉下为度，方可住火。熬成，用夹纸四重滤过，甩净瓷器盛，贮蜜封，不要透下尘土，恐点时瘾眼，眼如昏花，不时点之有验。

——元·萨迁《瑞竹堂经验方》

大良膏

【主治】眼目昏花。

【组成】井盐五钱，无，青盐代之　诃子一个，去核　黄连去须，五钱　乌贼鱼骨二钱半，去甲　黄丹三两，水飞

【用法】上为细末，用好蜜十两，熬去白沫，滤净，入前药末于银铜器内，用文武火慢熬，用槐柳条搅成膏，紫色为度，用净瓷器盛贮，于地内埋一伏时，去其火毒，取出，每用豆大一块，温水化开，洗眼。

——元·萨迁《瑞竹堂经验方》

2. 翳障

海青膏

【主治】点眼，一切昏翳内障眼疾。

【组成】黄丹四两，水飞　诃子八个，去核，为细末　乌鱼骨三钱，白者　青盐一两，另研　白沙蜜净者，一斤

【用法】上件将蜜滚去白沫，先下黄丹，用槐条四十九根，少时下余药，不住手一顺搅，直搅蜜紫色，滴水中不散者为度。后用黄连二两为末，用水三大碗倾于熬药锅内熬数沸，将锅并槐条洗净，上药别用瓷器内收之澄清，专洗风赤冷泪等眼，先熬出膏子药，点云翳白膜等疾，昔人曾以此药专以救人。

——元·萨迁《瑞竹堂经验方》

重明膏

【主治】眼内云翳，无问远年。不退者及诸般眼疾昏花，辇

真八提点眼内生白翳，十二三年治不效，得此方点退翳，即日安痊复故，只内障不治。

【组成】白沙蜜半斤 黄丹二两，水飞过 诃子四个，沉水者用，去核 柳枝东南向者，四十九条

【用法】上将蜜炼净，用绢滤过，盛放瓷器内，将诃子、黄丹入蜜内，放风炉上熬，用手一顺搅之，文武火不许太过，熬成金丝膏，用手捻不粘手为度。又用东南上槐条，手折寸长，一白碗（按："白碗"一本作"百枚"），用水三大碗熬至一碗，将前膏子用槐条水解稀稠得所，用净瓷器收贮，密盖封，于地上顿放三日，令去火毒，再用绢滤过方用。熬药时鸡、犬、妇人皆避之。

——元·萨迁《瑞竹堂经验方》

圆明膏

【主治】内障生翳，及瞳子散大，皆劳心过度，因饮食失节之所致也。

【组成】柴胡五钱 麻黄微捣，五钱，去节 当归身三钱 生地黄半两 黄连五钱 甘草二钱 诃子皮二钱，湿纸裹煨

【用法】右七味，先以水二碗，煎麻黄至一碗，掠去沫，外六味各㕮咀豆大，筛去末，秤入在内同熬，滴入水中不散，入去沫蜜少许，再熬，动如常，点之。

——金元·李东垣《东垣试效方》

百点膏

【主治】治翳遮瞳人，如云气障隔。

【组成】黄连拣净，二钱，锉麻，豆大（以水一大碗熬至半碗入药） 当归身 甘草各六分 防风八分 蕤仁去皮、尖，三分

【用法】上件锉如麻豆大，蕤仁别研如泥，同熬，滴水中不

散，入去沫，蜜少许，再熬少时为度，令病人心静，点之至目微痛为度，日点五七次，临卧尤疾效，名之曰百点膏，但欲多点，使药力相继也。

——金元·李东垣《东垣试效方》

吹云膏

【主治】视物睛困无力，隐涩难开，睡觉多眵，目中泪下及迎风寒泣下，羞明畏日，常欲闭目，喜在暗室，塞其户牖，翳膜岁久遮睛，此药多点神效。

【组成】黄连三钱　生地黄一钱半　生甘草六分　青皮四分　柴胡五分　升麻三分　荆芥穗一钱，微取浓汁　当归身六分　蕤仁三分　连翘四分　细辛叶一分　防风四分

【用法】已上药锉如麻，豆大，除连翘外，用澄净水二碗，先熬余药，去半碗入连翘，同熬至一大盏许，去滓以银盏内，以文武火熬至入水滴成珠不散，入炼去沫，熟蜜少许，熬匀点之。

——金元·李东垣《东垣试效方》

复明膏

【主治】治足太阳寒水，膜子遮睛，白翳在上，视物不明。

【组成】椒树西北根东南根各二分　正麻黄去根节，三分　羌活七分　黄连三分　当归身六分　防风三分　生甘草四分　柴胡　升麻　生地黄各三分　蕤仁六个　藁本　汉防己各二分

【用法】右用净水一大碗，先煎汉防己、黄连、生甘草、当归、生地黄，煎至一半，下余外药，再煎至一盏，去滓，入银盏内，再熬之，有力为度。

——金元·李东垣《东垣试效方》

退翳膏

【主治】黑白翳。

【组成】蕤仁 升麻各三分 连翘 防风 青皮各四分 甘草 柴胡各五分 当归身六分 黄连三钱 生地黄一钱五分 荆芥穗一钱，水半盏别浸用

【用法】上用水一碗，入前药煎至半碗，去渣，更上火煎至半盏，入荆芥水两匙，入蜜少许，再上火熬匀，点之。

——金元·李东垣《兰室秘藏》

神应膏

【主治】治疹疮正发时，可用以防豆花入眼生翳。

【组成】黄柏一两 真绿豆粉两半 甘草四两 红花二两

【用法】上为末，清油调涂两眼四畔，用之疮痘面上亦少。或但用干胭脂涂抹亦可。

——金元·危亦林《世医得效方》

地黄膏

【主治】治目疾。

【组成】生地黄一合 黄连一两 黄柏 寒水石各半两

【用法】上地黄研自然汁，和药成饼子，要用时以纸贴目上。非但是撞打可用，凡风热赤目热泪出等眼皆可用。以其性凉，能逐去热毒耳。

——金元·危亦林《世医得效方》

牛黄膏

【主治】治小儿通睛。

【组成】牛黄一钱 犀角二钱 金银箔各五片 甘草一分

【用法】上为末，蜜丸绿豆子大。每服七丸，用薄荷汤吞下。

———金元·危亦林《世医得效方》

龙胆膏

【主治】远年近日翳膜遮障，攀睛瘀肉，连眶赤烂，视物昏暗，不睹光明，隐涩多泪，迎风难开，治之神效。

【组成】炉甘石_{不以多少，拣粉红梅花色者为妙，用甘锅子盛，火煅七}次，入黄连，淬七次用 黄连_{不以多少，锤碎，水浸一宿，去滓，将焰红炉甘石淬}足七次了，同黄连水细研，飞过，候澄下，去上面水，曝干，再用乳钵研极细，罗过方可用，三钱 桑柴灰_{罗过，二钱} 龙胆草_{不以多少，洗净，日干，不见火，}细研为末，一钱 好黄丹_{罗过，半钱}

【用法】上件同白蜜四两，一处入在一紫黑瓷器内，文武火慢熬，以竹篦子搅如漆色，不粘手为度。切勿犯生水，仍不用铁器熬药，药成依旧以瓷器盛顿。每服用如皂角子大，新冷水半盏化开，洗三日不用。每日洗数次无妨。药盏须用纸盖，不可犯灰尘。截赤目，极有功效。

———金元·危亦林《世医得效方》

神仙照水膏

【主治】治障翳。

【组成】黄蜡 黄丹_{水飞，各一两} 蛇蜕_{一分，独烧} 水银_{一钱} 初生乌鸡壳_{一个}

【用法】上以柳木槌研细，滴蜡为饼，临卧用之，候天明，将水照眼，药堕水中，膜尽去。

———金元·危亦林《世医得效方》

圆明膏

【主治】内障生翳，及瞳子散大，因劳心过度，饮食失节。

【组成】柴胡 麻黄 黄连 生地_{各五钱} 诃子_{湿纸裹煨} 粉甘草_各

二钱 归身三钱

【用法】以水二碗，先煮麻黄至一碗，去沫，入后药同熬，至滴水不散，去渣，入蜜少许再熬点之。柴胡、麻黄发表散邪，当归、生地和肝养血，黄连清肝火，甘草和中州，瞳子散大，故加诃子以收之也。

——清·吴仪洛《成方切用》

百点膏

【主治】翳遮瞳人，如云气障隔。

【组成】黄连二钱，以水一碗煎至半碗，再入后药 当归 甘草各六分 防风八分 蕤仁去皮尖，研，三分

【用法】同熬滴水不散，去渣，入蜜少许，再煎，少时要病人净心点之，至目微痛为度，一日五七点，使药力相续，故曰百点。临卧点尤妙。

——清·汪昂《医方集解》

天赐膏

【主治】眼目障翳。症见忽不见物。

【组成】好焰硝铜器熔化，一两 飞黄丹二分 顶上梅花冰片二分

【用法】以上药铜筷搅匀，入瓷瓶收之，以蜡封口，勿令泄气，每点少许，甚效如神。

——清·鲍相璈《验方新编》

八宝膏

【主治】治疗目中障翳。

【组成】蕤仁去油净，每料用五钱，二两 熊胆五分 硼砂五分 乳香去油，三分 没药去油，三分 珍珠豆腐内煮过，研末，三分 冰片一钱

【用法】用蒸熟蜜八钱，和匀，研在一处，收贮，点眼。

赤金膏

【主治】一切暴发障翳。

【组成】海螵蛸河水煮7次，内外极淡，二钱　白硼砂二钱　炉甘石煅红，淬童便内7次，三钱　冰片一钱　龙胆草水洗净，入磁壶内，水5钟，煎至2钟，滤过，再熬成膏，二两

【用法】以胆草膏和前药研匀如线香样，外以宫粉为衣，贮于鹅羽管内。用时以骨簪蘸药点之。

——清·李文炳《仙拈集》

天赐膏

【主治】眼目障翳。

【组成】好焰硝铜器熔化，一两　黄丹飞，二分　冰片二分

【用法】铜匙急抄，入罐内收之。每点少许。

——清·李文炳《仙拈集》

3. 眼睑蜂窝组织炎、眼睑丹毒（眼丹）

琥珀膏

【主治】眼丹有溃烂者。

【组成】定粉一两　血余八钱　轻粉四钱　银朱七钱　花椒十四粒　黄蜡四两　琥珀末，五分　麻油十二两

【用法】将血余、花椒、麻油炸焦，捞去渣，下黄蜡溶化尽，用夏布滤净，倾入磁盆内，预将定粉、银朱、轻粉、琥珀四味，各研极细，共合一处，徐徐下入油内，用柳枝不时搅之，以冷为度。绵胭脂摊贴，红绵纸摊贴亦可。

——清·吴谦等《医宗金鉴》

白膏药

【主治】眼丹有溃烂者。

【组成】净巴豆肉十二两　蓖麻子去壳，十二两　香油三斤　蛤蟆各衔人发一团，五个　活鲫鱼十尾

【用法】先将巴豆肉、蓖麻子入油内浸三日，再将蛤蟆浸一宿。临熬时入活鲫鱼，共炸焦，去渣净，慢火熬油滴水成珠，离火倾于净锅内；再加官粉二斤半，乳香末五钱，不时搅之，冷定为度。用时重汤炖化，薄纸摊贴。

——清·吴谦等《医宗金鉴》

4. 睑腺炎（针眼）

黄连膏

【主治】针眼属风热甚者，色赤多痛，盐汤洗之不消，脓已成也，候熟针之。此证生于眼皮毛睫间。

【组成】黄连三钱　当归尾五钱　生地一两　黄柏三钱　姜黄三钱

【用法】香油十二两，将药炸枯，捞去渣；下黄蜡四两溶化尽，用夏布将油滤净，倾入磁碗内，以柳枝不时搅之，候凝为度。

——清·吴谦等《医宗金鉴》

5. 睑板腺囊肿（眼胞痰核）

贝叶膏

【主治】治疗眼胞痰核证。此证结于上下眼胞，皮里肉外，其形大者如枣，小者如豆，推之移动，皮色如常，硬肿不疼。

【组成】麻油一斤　血余鸡子大，一个　白蜡二两

【用法】上将血余，以文火炸化去渣，下火入白蜡溶化，候温用棉纸剪块三张，张张于油蜡内蘸之，贴于磁器帮上。用时以手指甲挤出如白粉汁即消，贴贝叶膏揭单张贴患处收口，日换

八九次，力能定痛去腐生肌，其功甚速，切勿忽之。

——清·吴谦等《医宗金鉴》

6. 急性泪囊炎（漏睛疮）

万应膏

【主治】漏睛疮脓溃之后。此证生于目大眦，发于太阳膀胱经睛明穴。初起如豆如枣，红肿疼痛，疮势虽小，根源甚深。

【组成】川乌 草乌 生地 白蔹 白及 象皮 官桂 白芷 当归 赤芍 羌活 苦参 土木鳖 穿山甲 乌药 甘草 独活 元参 定粉 大黄各五钱

【用法】上十九味，定粉在外，用净香油五斤，将药浸入油内。春五夏三，秋七冬十，候日数已足，入洁净大锅内，慢火熬至药枯，浮起为度。住火片时，用布袋滤去渣，将油称准，每油一斤，对定粉半斤，用桃、柳枝不时搅之，以黑如漆，亮如镜为度，滴入水内成珠，薄纸摊贴。

——清·吴谦等《医宗金鉴》

7. 翼状胬肉（胬肉攀睛）

紫金膏

【主治】胬肉攀睛之证初起。症见起于大眦，初则渐侵风轮，久则掩过瞳人，或痒或痛，渐渐积厚。

【组成】炉甘石炉甘石入大银罐内，盐泥封固，用炭火煅一炷香，以罐通红为度、取起为末，用黄连水飞过，再入黄芩黄连黄柏汤内，将汤煮干，以甘石如松花色，四两 黄丹入锅内，炒黑色，用草试之，草灼提起，如此三次，研极细末水飞，四两 硼砂研细飞过，三钱 朱砂研细飞过，三钱 轻粉五分 青盐水洗去泥，五分 珍珠三钱 白丁香乳汁化开，去渣，五分 没药五分 乳香五分 海螵蛸去皮研细，二钱 枯矾五分 硇砂五分 当归研细，五分 川芎研细，

五分 黄连研细，五分 甘草研细，五分 麝香五分 冰片五分

【用法】以上各药如法炮制，各研极细无声，用好白蜜[①]十五两，入锅内，熬去沫，只用白蜜十两，先下炉甘石搅匀，次下黄丹搅匀，再下诸药，不住手搅匀，如紫金色，不粘手为度。

【注释】

①白蜜：多数指结晶后的洋槐花蜂蜜

——清·吴谦等《医宗金鉴》

8. 角膜基质炎（混睛）

摩障灵光膏

【主治】混睛之证。症见初起白睛湿赤，渐生赤脉，遮漫乌睛，或白或赤漫珠一色。白忌光滑如苔，赤忌赤脉外散。其证初起则先痒后痛，渐致碜涩泪出，羞明隐痛，视物昏矇。

【组成】黄连剉如豆大，童便浸一宿，晒干为末，一两 黄丹水飞，三两 当归酒洗，二钱 麝香五分 乳香五分 轻粉一钱 硇砂一钱 白丁香一钱 龙脑一钱 海螵蛸俱另研细末，一钱 炉甘石以黄连一两，煎水淬七次，研细，六两

【用法】先用好白蜜[①]十两，熬五七沸，以净纸搭去蜡面，除黄丹外，下余药，用柳木搅匀；次下黄丹再搅，慢火徐徐搅至紫色，却将乳香、麝香、轻粉、硇砂和匀，入上药内，以不粘手为度。

【注释】

①白蜜：多数指结晶后的洋槐花蜂蜜。

——清·吴谦等《医宗金鉴》

9. 其他眼疾

灵光还睛膏

【主治】一切眼疾。

【组成】川黄连—两，刿如大豆许，用童子小便浸一宿，滤去滓，晒干，为末 炉甘石六两，炭火在铁片上烧红透，于黄连汁内蘸之，依前烧七次，研为末 黄丹三两，飞净。按：元本"飞"上有"水"字 当归二钱，净末 乌鱼骨末 白丁香末 硇砂另研 轻粉各一钱，另研。按：元本"钱"作"分" 麝香另研 乳香各半钱，另研

【用法】以上十味，俱为细末，用白沙蜜一十两，银器内或砂锅内亦可，先熬五七沸，以净纸搭去面上腊，取净，除黄丹外，下余药，用湿柳条搅匀，次下黄丹，再搅匀，于慢火内徐徐搅至紫色，不粘手为度，急丸如皂角子大，以纸裹之，每用一丸，新汲水于小盏内化开，时时洗之，其效不可尽述。

——元·萨迁《瑞竹堂经验方》

地黄膏

【主治】治赤眼。

【组成】生地黄

【用法】上用生地黄肥者，洗净研细，绢帛包之，仰卧，以药搭在眼上，初似硶而痛，少顷清凉。小儿赤眼，黄连为末，水调贴脚心，其赤自退。

——金元·危亦林《世医得效方》

春雪膏

【主治】治眼目赤肿，翳障羞明。

【组成】硼砂三钱 脑子一钱 通明朴硝五钱

【用法】上为末，入乳钵研，再用细绢罗过。每用一小钱，光弦者，点津液沾药末入目中，闭霎时，令药自入，开眼泪出，效。

——金元·危亦林《世医得效方》

明上膏

【主治】远年日近，不睹光明，内外障眼，攀睛瘀肉，眩眶赤烂，隐涩难开，怕日羞明，推眵有泪，视物茫茫，时见黑花，或睑生风粟，或翳膜侵睛，时发痒痛，并皆治之。此药神妙，兼治口疮，涂之立愈。

【组成】白沙蜜一斤 黄丹四两 硇砂 乳香 青盐 轻粉 硼砂脑子各二钱，并别研 麝香半钱，别研 金星石 银星石 井泉石 云母石各一两 黄连去须 乌贼鱼骨各半两

【用法】上件药，于净室中不得令鸡犬妇人见，用银石器慢火先炒黄丹令紫色，次下蜜，候熬得沫散，其色皆紫，次入腊月雪水三升，再熬二十余沸，将余药研成末，一处同熬，用箸滴于指甲上成珠不散为度。以厚纸三张，铺在筲箕上，倾在纸上，滤过，再用瓶子盛，放在新水内浸三昼夜，去火毒，其水日一易之。看病眼轻重，临晚用箸蘸药点大眦头，以眼涩为度。若治内障，用面水和成条，捏作圈子，临卧置眼上，倾药在内，如此用之，一月见效。

——金元·危亦林《世医得效方》

黄连膏

【主治】眼瘀肉攀睛，风痒泪落不止。

【组成】朴硝一升，以水半盏淘去土，阴干用 白丁香半升，以水半盏淘去土，搅细用 黄连二两，为末

【用法】上取水，入硝、香，釜内熬至七分，淘出令经宿，水面浮牙者，取出控干。以纸作袋盛，风中悬至风化。将黄连末熬清汁，晒干。稍用猪胆、羊胆和，加蜜炒，点之效。

——金元·危亦林《世医得效方》

涤昏膏

【主治】风眼疼痛不可忍者，洗之妙。

【组成】好崖蜜半斤 黄连五钱 没药二钱半 黄丹四钱，炒紫色

【用法】上入蜜同熬黑，煎黄连成稠汁，入二味药内煎熬稠，更入没药末同熬数沸，滤去滓，洗。仍用后通天散搐鼻。

——金元·危亦林《世医得效方》

二百味草花膏

【主治】烂弦风，赤眼流泪，不可近光，及一切暴赤目疾。

【组成】羖羊胆 蜂蜜

【用法】用羖羊胆一枚，入蜂蜜于内蒸之，候干，研为膏。每台少许，并点之。

——清·费伯雄《食鉴本草》

碧云膏

【主治】一切暴赤目疾。

【组成】羖羊胆 蜜

【用法】腊月取羖羊胆十余枚，以蜜装满，纸套笼住，悬檐下，待霜出，扫下点之。

——清·费伯雄《食鉴本草》

鸡子黄连膏

【主治】火眼暴赤疼痛，热在肤腠，泄而易解者，用此点之，即可愈。（若热由内发，火在阴分者，不宜外用凉药，非惟不能去内热，且以闭火邪也。）

【组成】鸡子清 黄连

【用法】用鸡子一枚，开一小孔，单取其清，盛以瓷碗，用黄连一钱，研为末，掺于鸡子清上，以箸彻底连打沫得数百，使成浮

沫，约得半盏许，即其度矣。安顿少顷，用箸拨开浮沫，倾出清汁。用点眼眦，勿得紧闭眼胞挤出其药，必热泪涌出数次即愈。内加冰片少许，尤妙。若鸡子小而清少者，加水二三匙同打，亦可。

——清·吴仪洛《成方切用》

焮肿膏

【主治】睑硬睛疼。初患之时，时觉疼胀，久则睑胞肿硬，睛珠疼痛。

【组成】腻粉少许 黄蜡五钱 代赭石研，五钱 细磁末 黄柏细末 麻油各一两

【用法】上为极细末，入铜杓内，入油蜡同煎为膏，涂患处。

——清·鲍相璈《验方新编》

摩风膏

【主治】鹘眼凝睛之证。症见睛突于外，不能动转，坚硬高努如鹘眼，胀满疼痛难忍。

【组成】黄连 细辛 当归 杏仁去皮、尖，为霜 防风 松脂各五钱 白芷 黄蜡各一两 麻油四两

【用法】先将蜡油溶化，前药共研为细末，慢火熬膏，宜先用金针出血泻毒，贴太阳穴①。

【注释】①太阳穴：在耳廓前面，前额两侧，外眼角延长线的上方。

——清·吴谦等《医宗金鉴》

五胆膏

【主治】干涩昏花。症见目觉干涩不爽，视物昏花也。

【组成】猪胆汁 黄牛胆汁 羊胆汁 鲤鱼 胆汁各二钱五分 白蜜①二两 胡黄连研末 青皮研末 川黄连研末 熊胆各二钱五分

【用法】上将诸药末与蜜并胆汁和匀，入磁瓶内，以细纸封头牢系，坐饭甑中蒸，待饭熟为度。

【注释】

①白蜜：多数指结晶后的洋槐花蜂蜜。

——清·吴谦等《医宗金鉴》

菊花延龄膏

【主治】目皮艰涩。

【组成】鲜菊花瓣

【用法】用水熬透，去滓再熬浓汁，少兑炼蜜①收膏。每服三四钱，白开水送下。

【注释】

①炼蜜：加热蜂蜜至滴入水中成丸而不散。

——《慈禧光绪医方选议》

清热养肝活络膏

【主治】肝热头晕微疼，目不清爽。

【组成】细生地五钱　杭芍四钱　酒当归四钱　羚羊二钱五分　明天麻二钱　僵蚕炒，三钱　川秦艽二钱　橘红二钱　川贝母研，三钱　枳壳炒，二钱　炒建曲三钱　生草一钱

【用法】以水煎透，去滓，再熬浓汁，炼蜜为膏。每服3钱，白开水冲服。

——《慈禧光绪医方选议》

四精膏

【主治】风热时眼。

【组成】蜂蜜　熊胆　人乳　青鱼胆各等分

【用法】入铜勺熬成膏，加冰片少许，入瓷器收贮。点眼。

——清·李文炳《仙拈集》

黄连膏

【主治】一切眼疾。

【组成】黄连十两，去须　蕤仁三钱，去壳，研。按："钱"元本作"分"　杏仁七十个，汤泡，去皮尖　木贼七钱，去节　草龙胆二两，去土

【用法】上将药各择洗净，用水一斗浸之，春秋三日，夏二日，冬五日，入锅内熬至半升滤出，再用水七升熬至小半升滤出，再用水五升熬至不到半升，取出，用重绢滤过，熬至半升，倾于碗内，重汤煮为膏子，盛于瓷器内，每用米粒大，于盏内用水一滴浓化开，以钗头点之三五遍，口内觉苦立效。

——元·萨迁《瑞竹堂经验方》

拨云膏

【主治】治男子妇人诸般眼患，不问年远日近。

【组成】黄丹四两，细研，水飞　炉甘石四两，用童子小便煅淬五七次，研细，黄连水洗五七次　青盐　硇砂　乳香　雄黄　川芎末　黄连末　枯白矾　轻粉　甘草末　密陀僧　麝香　龙脑　当归末　白丁香以上各半钱，研　硼砂　朱砂各三钱，研　没药　海螵蛸各二钱，研去甲

【用法】上件修合各如法，研细，用白沙蜜一十五两，慢火熬，初沸下黄丹，二沸下炉甘石，三沸下诸粟末，不粘手为度，用瓷盏内热水泡开，热点眼，不拘时候。

——元·萨迁《瑞竹堂经验方》

春雪膏

【主治】肝经不足，内受风热，上攻眼目，昏暗痒痛，隐涩难开，昏眩赤肿，怕日羞明，不能远视，迎风有泪，多见黑花，并皆疗之。

【组成】脑子研，二钱半 蕤仁去皮，壳，压去油，二两

【用法】上用生蜜六钱重，将脑子、蕤仁同搜和，每用铜箸子或金银钗股，大小眦时复少许点之，及治连眶赤烂，以油纸涂药贴。

——《太平惠民和剂局方》

五、鼻部

1. 鼻疮

辛夷膏

【主治】鼻内生疮疼痛，或窒塞不通，及治鼻（鼻邑）气不宣通，并宜涂用之，甚效。

【组成】辛夷一两 细辛 木香 木通 白芷 杏仁汤浸，去皮、尖，研，各半两

【用法】上为细末，以羊髓、猪脂各二两，同诸药于石器中慢火熬成膏，待冷，入龙脑、麝香末各一钱，为丸，以绵裹塞鼻中，数日内即愈。

——明·董宿原《奇效良方》

黄连膏

【主治】鼻疮属干燥者。此证生于鼻窍内，初觉干燥疼痛，状如粟粒，甚则鼻外色红微肿，痛似火灸。

【组成】黄连三钱 当归尾五钱 生地一两 黄柏三钱 姜黄三钱

【用法】香油十二两，将药炸枯，捞去渣；下黄蜡四两溶化尽，用夏布将油滤净，倾入磁碗内，以柳枝不时搅之，候凝为度。

——清·吴谦等《医宗金鉴》

红玉膏

【主治】鼻内干燥而痛，涕中带黑丝，及杨梅顽疮，结毒臁疮，不论大小诸毒。

【组成】当归一两 红花三钱 赤芍三钱 白及三钱 防风三钱

【用法】用香油一斤，同上药共煎，煎枯去滓；入黄蜡二两，再入银朱一两，乳香五钱。用牙簪挑少许，擦鼻孔内。

——《慈禧光绪医方选议》

2. 鼻塞

千金细辛膏

【主治】鼻塞脑冷，清涕常出。

【组成】细辛 川椒 川芎 黑附子炮，去皮 干姜 吴茱萸各二钱半 桂心三钱三分 皂角屑一钱六分半

【用法】上用猪脂二两煎油，先一宿以米醋浸药，取入猪油内同煎，附子色黄为度，以绵蘸药塞鼻中。

——明·董宿原《奇效良方》

贴囟通关膏

【主治】小儿被乳母鼻息吹着儿囟，令儿鼻塞不能吮乳。

【组成】荆芥一两 香附子炒 白僵蚕各七钱半 猪牙皂角二钱半 川芎一两七钱半 细辛五钱

【用法】上为细末。用葱白研烂，入前药末研匀，捻作饼，贴囟门上。

——明·董宿原《奇效良方》

香膏

【主治】鼻中窒塞。

【组成】白芷 当归 川芎 细辛 辛夷 通草 桂心 薰草各三分

【用法】上八味，㕮咀，以苦酒渍一宿，以猪膏一升煎，以白芷色黄成膏，滤去滓，取少许点鼻中，或绵裹内鼻中，以瘥止。

——唐·王焘《外台秘要》

香膏

【主治】鼻中不通利窒塞者。

【组成】当归 川芎 青木香 细辛 通草 蕤核仁 白芷各二分

【用法】上七味，切，以羊髓微火煎，白芷色黄膏成，去滓，以小豆许内鼻中，日再，以瘥为度。

——唐·王焘《外台秘要》

神明青膏

【主治】鼻中干，灌之并摩服方。

【组成】川椒五合 皂荚 黄芩 石南 黄连 雄黄 桂心 藜芦各三铢 白术 川芎 大黄各七铢 乌头莽草 续断各五铢 泽泻七铢 半夏 当归各十二铢 干地黄十一铢 葳蕤 细辛各十铢 附子 桔梗各二铢 干姜六铢 人参五铢 戎盐杏子大一枚

【用法】上二十五味，㕮咀，以苦酒一斗渍之，羊髓一斤，为东南三隅灶，内诸药，炊以苇薪，作三聚新好土，药沸即下，置土聚上，三沸三下讫，药成，以新布绞去滓，病在外，火炙摩之，在内，温酒服如枣核，日三，稍稍益，以知为度。

——唐·孙思邈《备急千金要方》

细辛膏

【主治】鼻塞脑冷，清涕出不已。

【组成】细辛 川椒 干姜 川芎 吴茱萸 附子去皮脐，各三分 皂角屑，半两 桂心一两 猪脂六两

【用法】上煎猪脂成油。先一宿苦酒浸前八味，取入油煎，

附子黄色止，以绵惹塞鼻孔。

——金元·危亦林《世医得效方》

通草膏

【主治】鼻塞清涕，脑冷所致。

【组成】通草 辛夷 细辛 甘遂 桂心 川芎 附子

【用法】上等分。为末，炼蜜丸。绵裹纳鼻中，密封闭，勿令气泄，丸如麻子大。稍加，微觉，捣姜汁为丸，即愈。

——金元·危亦林《世医得效方》

香膏

【主治】鼻中窒塞方。

【组成】白芷 当归 芎䓖 细辛 辛夷 通草 桂心 熏草各三分

【用法】右八味，哎咀，以苦酒渍一宿，以猪膏一升煎，以白芷色黄成膏，滤去滓，取少量点鼻中，或绵裹，内[①]鼻中，以愈止。

【注释】①内：古同"纳"，收入；接受。

——晋·陈延之《小品方》

3. 流涕

塞鼻柱膏

【主治】鼻常有清涕。

【组成】桂心 细辛 干姜炮 川椒去目并合口者，炒出汗，各半两 皂荚一分

【用法】上为细末，以羊脂和成膏。每用如枣核大，绵裹塞鼻中。

——明·董宿原《奇效良方》

4. 酒渣鼻

蓖麻子膏

【主治】酒渣鼻，及治肺风面赤生疮。

【组成】蓖麻子_{去壳，研} 轻粉_研 沥青_研 硫黄_研 黄蜡_{各二钱} 麻油_{一两}

【用法】上熬成膏，以磁合盛。每用少许，擦于患处。

——明·董宿原《奇效良方》

5. 鼻息肉

通草膏

【主治】鼻（鼻邑）有息肉，不闻香臭。

【组成】通草 附子_炮 细辛_{各等分}

【用法】上为细末，炼蜜和丸，如枣核大，绵裹塞鼻内。

——明·董宿原《奇效良方》

辛夷膏

【主治】鼻生息肉，窒塞不通，有时疼痛。

【组成】辛夷叶_{二两} 细辛 木通 木香 白芷 杏仁_{汤泡去皮尖}_{各五钱}

【用法】上用羊髓猪脂二两，和药，于石器内，慢火熬成膏，取赤黄色，于冷水，入龙脑、麝香各一钱，为丸，绵裹人鼻中，数日脱落，良愈。此方有理。

——明·孙一奎《赤水玄珠》

六、口部

1. 口臭

生香膏

【主治】口气热臭。

【组成】甜瓜子

【用法】上用干甜瓜子，去壳研细，蜜少许调成膏。食后含化，或傅齿上尤妙。一方空心洗漱讫，含化一丸，如枣核大。

——明·董宿原《奇效良方》

2. 口疮

金丝膏

【主治】小儿口疮大效。

【组成】黄丹一钱 生蜜一两

【用法】上和匀，深瓯盛，甑内蒸黑为度。每用少许刷口内。

——明·孙一奎《赤水玄珠》

3. 其他口疾

石膏蜜煎

【主治】天行热病口苦，下气除热，喉中鸣。

【组成】石膏半斤，碎 蜜一升

【用法】上二味，以水三升，煮石膏取二升，乃内蜜复煎取一升，去滓，含如枣核许，尽更含。

——唐·王焘《外台秘要》

绿云膏

【主治】口疮，臭气瘀烂，久而不瘥。

【组成】黄柏半两　螺青二钱

【用法】上为末，临卧置一字在舌下，不妨咽津，迟明瘥。一法以铜绿易螺青。

——金元·危亦林《世医得效方》

杏粉膏

【主治】口疮，以凉药敷之不愈者。

【组成】杏仁十粒，去皮尖　轻粉一字

【用法】上研杏仁调匀。临卧敷疮上，少顷吐之，勿咽。

——金元·危亦林《世医得效方》

芎芷膏

【主治】治口气热臭。

【组成】香白芷　川芎各等分

【用法】上为末，炼蜜丸，如鸡头大。食后、临卧嚼化一丸。

——金元·危亦林《世医得效方》

七、舌部

1. 舌疳

水澄膏

【主治】舌疳，颔下肿核脓溃治后。

【组成】朱砂水飞，二钱　白及　白蔹　五倍子　郁金各一两　雄黄　乳香各五钱

【用法】上为细末，米醋调浓，以厚纸摊贴之。

——清·吴谦等《医宗金鉴》

2. 其他

缩舌膏

【主治】舌肿，悬下尺许，及伤寒热毒攻心，舌出数寸。

【组成】片脑

【用法】上用片脑，成片频于舌上三四次敷，就无事。

——明·董宿原《奇效良方》

独活解噤膏

【主治】舌，小肠腑寒应舌本缩，口噤唇青。

【组成】独活 川芎各三两 天雄一两，炮 防风一两 蜀椒二合 莽草十叶 细辛 桂心各一两 苦李根皮三两 猪肪二升

【用法】上十味，㕮咀，绵裹，以苦酒一升淹渍一宿，以猪肪微火煎之，去滓膏成，凝以绵裹少许，口含于舌下压之，取瘥，日三度易之，此方甚良。

——唐·王焘《外台秘要》

升麻煎

【主治】膀胱热不已，口舌疮咽肿。

【组成】升麻 大青 黄柏各二两 蔷薇根 射干 苦参各四两 蜜五合

【用法】上七味，切，以水七升煮六味，取一升，去滓下蜜，煎成含之，以瘥即止。

——唐·王焘《外台秘要》

升麻煎

【主治】舌主心，藏热即应舌，生疮裂破，引唇揭赤，泄热方。

【组成】蜀升麻 射干各三两 柏叶切，一升 大青二两 苦竹叶

切，五合　赤蜜八合　生芦根　蔷薇根白皮各五两　生玄参汁三合　地黄汁五合

【用法】上十味，㕮咀，以水四升煮取一升，去滓，下玄参汁令两沸，次下地黄汁两沸，次下蜜，煎取一升七合，绵惹取汁，安舌上含，细细咽之。

——唐·孙思邈《备急千金要方》

八、唇部

1. 唇癌（茧唇）

陀僧膏

【主治】茧唇初起及已成无内证者。症见初起如豆粒，渐长若蚕茧，坚硬疼痛，妨碍饮食。

【组成】南陀僧研末，二十两　赤芍二两　全当归二两　乳香去油，研，五钱　没药去油，研，五钱　赤石脂研，二两　苦参四两　百草霜筛，研，二两　银黝一两　桐油二斤　香油一斤　血竭研，五钱　孩儿茶研，五钱　川大黄半斤

【用法】上药，先将赤芍、当归、苦参、大黄，入油内煠枯，熬至滴水不散，再下陀僧末，用槐、柳枝搅滴至水将欲成珠，将百草霜细细筛入搅匀，再将群药及银黝筛入，搅极匀，倾入水盆内，众手扯千余下，再收入磁盆内，常以水浸之。

——清·吴谦等《医宗金鉴》

清热除湿祛风膏

【主治】脾经湿热之唇风、茧唇、唇肿。

【组成】黄连二钱　黄柏三钱　小生地三钱　浮萍草三钱　白芷三钱　防风三钱　当归尾三钱　白藓皮二钱　白及二钱　僵蚕炒，二钱　梅花片另

研，后兑，三分

【用法】上共为粗滓，水熬，滤去滓，再熬浓汁，搽之。

——《慈禧光绪医方选议》

2. 其他唇疾

水银膏

【主治】疗紧唇。

【组成】水银 熏黄研 青矾研 苦参各二两，末 绛绯一方 乱发一鸡子大 细辛三两，末

【用法】上七物，以绯裹发，用麻油一斤，蜡二两，先煎苦参、细辛、以绯发消尽，入水银、石药及蜡，候膏成，收凝定，以敷病上，取瘥为度。水银和石药两味研令尽，入煎之。

——唐·王焘《外台秘要》

石硫黄膏

【主治】紧唇疮久不瘥。

【组成】石硫黄研 白矾烧 朱砂研 水银 麝香 黄柏末，各一分

【用法】上六味，和水银研于瓷钵中，以水银尽，用腊月猪脂和如泥，先试净，涂之，日三五，以瘥为度。甚良。

——唐·王焘《外台秘要》

润脾膏

【主治】脾热，唇焦枯无润。

【组成】生地黄汁一升 生麦门冬四两 生天门冬切，一升 葳蕤四两 细辛 甘草 川芎 白术各二两 黄芪 升麻各三两 猪膏三升

【用法】上十味，㕮咀，诸药苦酒淹一宿，绵裹药，临煎下地黄汁与猪膏，共煎取膏鸣水气尽，去滓，取细细含之。

——唐·孙思邈《备急千金要方》

猪尾膏

【主治】锁唇，症见痘出攒聚于唇内；蛇皮，症见痘出丛簇成片，散漫无拘。

【组成】小雄猪尾尖血　梅花冰片

【用法】取小雄猪尾尖血十数滴，和梅花冰片少许，即调于煎剂内服。

——清·鲍相璈《验方新编》

九、齿部

1. 慢性牙周炎（牙宣）

固齿白玉膏

【主治】惟牙龈动摇，或兼疼痛者。此证牙龈宣肿，龈肉日渐腐颓，久则削缩，以致齿牙宣露。

【组成】官粉研，一两　珍珠末，三钱　阳起石用僵蚕四十九条，防风、当归、川芎、牙皂、青盐、升麻、白芷、地骨皮各五钱，细辛、藁本各三钱，共研粗末。长流水五碗，同药入砂锅内，以桑柴火熬药至三碗，去渣；再入砂锅内，煎至一碗。将龙骨、阳起石火煅通红，入药汁内淬之。如此七次，去药汁，将龙骨、阳起石焙干，研末，一两　麝香末，二钱　龙骨二两　象牙末，五钱

【用法】用黄蜡三两，溶化滤净，再化，离火，候温，方入前药和匀，乘热摊纸上。如膏冷，将熨斗烧热仰放，纸铺熨斗底上摊之。用时先以温水漱口，将膏剪一小条，贴于患处，闭口勿语。

——清·吴谦等《医宗金鉴》

2. 牙疳（走马牙疳）

青金膏

【主治】走马牙疳，蚀损腐烂。

【组成】青黛二钱　砒霜一钱　粉霜　轻粉各半钱　麝香少许

【用法】上为细末，以少油旋研如稀糊。涂之于夹纸上，重叠研之，每用量大小剪贴之，仍以白纸封护。

——明·董宿原《奇效良方》

青莲膏

【主治】走马牙疳取时顽肉难脱，坚硬腐烂渐开，以致穿腮破唇者。此证牙根作烂，随变黑腐，臭秽难闻。

【组成】青黛二钱　乳香　轻粉各一钱　麝香五分　白砒（即人言）一分

【用法】上为细末，用香油调稠，薄摊纸上，用锤槌实，阴干收之。每于卧时，以泔水漱净口，拭干，随疳证大小，煎膏药贴之，至晓揭去，再以泔水将漱净吐之，至晚再贴。

——清·吴谦等《医宗金鉴》

3. 牙痛

雄黄膏

【主治】虫牙疼。

【组成】雄黄二钱　乳香　没药各一钱　麝香半钱

【用法】上为细末，熔黄蜡和丸。安在虫蛀牙孔中。

——明·董宿原《奇效良方》

甘草膏

【主治】牙齿挺出疼痛。

【组成】甘草生，研末　雄黄另研，各半两　泔淀二合　羊肾脂三两，炼过　牛屎汁一合　青黛研，半分

【用法】上先于铜器中微火煎三味脂汁五七沸，次下三味药末，搅匀，慢火熬成膏。取桃枝如箸，绵裹头点药，热烙齿缝中十余遍，日三次，好肉生。

——明·董宿原《奇效良方》

宣牙膏

【主治】牙齿动摇不牢，疼痛不止。

【组成】定粉 龙骨各二钱半 麝香一字 黄蜡一两

【用法】上为细末，研匀，将黄蜡熔化，和药放冷取出，熨斗烧热，铺纸，用药摊之匀薄。每用剪作纸条儿，临卧于齿患处齿龈间封贴一宿，至次日早晨取出药。每夜用之，如此半月，消牙齿肿闷，生龈肉，治疳蚀，去风邪，牢牙齿，大有神效。

——明·董宿原《奇效良方》

蟾酥膏

【主治】风蛀诸牙疼痛。

【组成】蟾酥少许 巴豆去油，研如泥 杏仁烧焦

【用法】上共研如泥，以绵裹如粟米大。若蛀牙塞入蛀处，风牙塞牙缝中，吐涎尽愈。

——明·张景岳《景岳全书》

玉带膏

【主治】疳气，去风邪，止火痛，固牙齿及摇动不能食物者。

【组成】方用生龙骨二两，宫粉一两五钱，顶上梅花冰片、麝香、真硼砂各二钱五分，净黄蜡二两。

【用法】除黄蜡外，将上五味研细末和匀用。先将黄蜡融化，离火即入前药末搅匀，用棉纸将药倾上，用竹刀刮匀。如膏

凝难刮，又用热烫熏透使软，再刮匀摊纸上，剪作一小指宽，一寸长，收贮瓷瓶内，封固，勿令泄气。临卧时，用花椒水漱净，每用一片贴牙根上，次早取出，毒重者其色黑，毒轻者其色黄。

——清·鲍相璈《验方新编》

竹叶膏

【主治】牙齿疼痛。

【组成】生竹叶去梗净，一斤 生姜四两 净白盐六两

【用法】先将竹叶熬出浓汁，又将姜捣汁同熬沥渣，将盐同熬干，如遇牙痛，用搽一二次，即愈，其效如神。

——清·鲍相璈《验方新编》

灰水膏

【主治】牙痛。

【组成】木炭灰择净细者

【用法】冷水调涂牙痛处之脸上，止即去之。

——清·李文炳《仙拈集》

十、喉部

1. 喉疳

万氏润燥膏

【主治】喉疳见便燥者。此证一名阴虚喉疳。初觉咽嗌干燥，如毛草常刺喉中，又如硬物隘于咽下，呕吐酸水，哕出甜涎，淡红，微肿微痛，日久其色紫暗不鲜，颇似冻榴子色。

【组成】猪脂 白蜂蜜

【用法】猪脂一斤，切碎炼油去滓，加炼过白蜂蜜一斤，搅匀候凝，挑服二匙，日服用三五次。

———清·吴谦等《医宗金鉴》

2. 喉风

牛胆膏

【主治】锁喉风。

【组成】青黛一钱 僵蚕半两，去丝 朴硝一两，研 甘草二钱半，生用

【用法】上为细末，用腊月黄牛胆入药在内，当风挂百日，取出，再入研麝香少许，同研细。每服半钱，用井花水调服，或吹入喉中。一方不用牛胆，吹喉内；一方无麝香；一方各等分。

———明·董宿原《奇效良方》

地龙膏

【主治】缠喉风。

【组成】活地龙五条，须用白颈者 白梅肉二个 朴硝二钱，上同研成膏

【用法】挑入喉中，含化。

———明·董宿原《奇效良方》

立圣膏

【主治】缠喉风。

【组成】齐州半夏 巴豆各三七粒

【用法】上将半夏轻捶，每料分作四片，巴豆剥去心膜，银铜石器内用米醋三大碗，文武火熬尽醋为度，以清醋微洗过，研为膏。每患缠喉风，或喉痹，或痫疾，挑一幹耳，以生姜自然汁一茶脚化下，甚者灌药少时，吐出恶涎，如鱼冻相似，极有功效。

———明·董宿原《奇效良方》

3. 其他喉疾

口燥膏

【主治】口中塞及咽喉不利生疮。

【组成】猪膏一斤　白蜜一斤　黄连一两

【用法】上三味，合煎去滓，搅令相得。含如半枣，日四五度。

——唐·王焘《外台秘要》

乌翣膏

【主治】喉咙者脾胃之候，若藏热，喉则肿塞，神气不通主之。

【组成】生乌翣十两　升麻三两　羚羊角二两　蔷薇根切，一升　艾叶六铢，生者尤佳　芍药二两　通草二两　生地黄切，五合　猪脂二斤

【用法】上九味，㕮咀，绵裹，苦酒一升淹浸一宿，内猪脂中，微火煎，取苦酒尽膏不鸣为度，去滓，薄绵裹似大杏仁，内喉中，细细吞之。

——唐·孙思邈《备急千金要方》

十一、项部

1. 瘰疬

琥珀膏

【主治】头项瘰疬，初发如梅子，肿结硬强，渐若连珠，或穿穴脓溃，肌汁不绝，经久难瘥，渐成瘘疾，并皆治之。

【组成】琥珀一两，细研　丁香　木香各三分　桂心半两　朱砂细研　白芷　当归　木鳖子去壳　防风去芦　木通各半两　黄丹七两　垂柳枝三两　松脂二两　麻油一斤二两

【用法】上除琥珀、丁香、桂心、朱砂、木香为细末，余药细锉，以油浸一宿，入铛中，以慢火煎，候白芷焦黄，漉出，次下松脂末，滤去滓，再澄清油，却入铛中慢火熬，下黄丹，以柳木蓖不住手搅，令黑色，滴水中成珠不散，看软硬得所，入琥珀等末搅匀，瓷器盛。用时看大小，用火肋纸上，匀摊贴。

——明·董宿原《奇效良方》

夏枯草膏

【主治】男妇小儿忧思气郁，瘰疬坚硬，肝旺血燥，骤用迅烈之剂，恐伤脾气，以此膏常服消之。

【组成】京夏枯草一斤半 当归 白芍酒炒 黑参 乌药 浙贝母去心 僵蚕炒，各五钱 昆布 桔梗 陈皮 抚芎 甘草各三钱 香附酒炒，一两 红花二钱

【用法】上药共入砂锅内，水煎浓汤，布滤去渣。将汤复入砂内，漫火熬浓，加红蜜八两，再熬成膏，磁罐收贮。每用一二匙，滚水冲服。兼戒气怒、鱼腥。亦可用薄纸摊贴，瘰疬自消。

——清·吴谦等《医宗金鉴》

龙珠膏

【主治】瘰疬未溃。

【组成】龙牙草（即马鞭草）五两 棘枣根五钱 海藻二钱五分 苏木五钱

【用法】上细切，水二十碗，煎至十二三碗，去渣，又用桑柴灰、苍耳草灰、石灰各二碗半，纸两层，先铺箩底，次置三种灰于箩内，用滚水热淋取灰汁十碗，澄清，同前汤入锅内熬成膏；用巴豆霜、白丁香、石膏、麝香、轻粉各少许，研细入膏内搅匀，瓷罐收贮。取敷核上，再熬是，去旧药，其核及溃。根小

者，但涂于根上，其核自溃。

——清·吴谦等《医宗金鉴》

五云膏

【主治】专贴鼠疮、马刀、瘰疬已溃。

【组成】银黝子捶碎，四两　黄丹飞过，八两　香油二十两

【用法】用砂锅一口盛香油，火温候油热，将黝子投入油内，用桃、柳、桑、槐、枣五样树枝搅之，候起珍珠花时，捞去渣，用布滤净；复将油下入锅内，慢慢将黄丹筛入油内，用五枝不住手搅之，以滴水成珠为度，取出收贮。用时勿令见火，以重汤纯化，红缎摊贴。

——清·吴谦等《医宗金鉴》

绿云膏

【主治】瘰疬溃后。

【组成】黄连　大黄　黄芩　元参　黄柏　木鳖子去壳，各一钱

【用法】上药共切片，用香油一两，炸焦色，去渣；入净松香五两，再熬成膏，倾入水中，扯拔令金黄色，入铫内再熬数滚，候温；将猪胆汁三枚，铜绿三钱，预用醋一两，浸一宿，绢滤去渣；同入膏内，用柳枝搅之，候冷为度。用时以重汤炖化，薄纸摊贴甚效。

——清·吴谦等《医宗金鉴》

蛇蜕膏

【主治】瘰疬溃后。

【组成】蜜蜂二十一个　蛇蜕七分半　蜈蚣端午前收者佳，二条

【用法】上用香油四两，将前三药入油，用文武火炸枯，捞去渣；入定粉二两，用如箸粗桑枝七条，急搅候冷，出火气七日

夜。方用纸摊贴患处。

——清·吴谦等《医宗金鉴》

银黝膏

【主治】瘰疬及一切无名肿毒，无论已破未破，并治腰痛，
俱极神效。

【组成】真麻油　银黝　黄丹

【用法】先用真麻油一斤，慢火熬开，再下银黝四两，用桑
枝不住搅动，俟青烟起时再下黄丹五两，熬至滴水成珠，放水中
一二月拔去火气，随症用布摊贴。

——清·鲍相璈《验方新编》

琥珀膏

【主治】治颈项瘰疬[①]，及发腋下，初如梅子，肿结硬强，
渐若连珠，不消不溃，或穿穴汁脓溃，肌汁不绝，经久难瘥[②]，
渐成瘘疾，并治之。

【组成】琥珀一两　木通　桂心　当归　白芷　防风　松脂　朱砂研
木鳖去壳，各半两　麻油二斤　丁香　木香各三分

【用法】上件药，先用琥珀、丁香、桂心、朱砂、木香五味
捣，罗为末，其余药并细锉，以油浸一宿，于铛[③]中以慢火煎，
候白芷焦黄滤出。次下松脂末，滤去渣，再澄清油，却安铛中慢
火熬，下黄丹一斤，以柳木篦不住手搅，令黑色，滴入水中成珠
子不散，看硬软得所，入琥珀等末，搅令匀，于瓷器内盛之。每
使时看大小，用火燔[④]纸上匀摊，贴患处。

【注释】①瘰疬（luǒlì）：病名。颈项或腋窝的淋巴结结
核，患处发生硬块，溃烂后流脓，不易愈合。

②瘥（chài）：病愈。

③铛（chēng）：烙饼或做菜用的平底浅锅。

④熁：烤

——《太平惠民和剂局方》

2. 其他疾病

山麻膏

【主治】项后疙瘩，不论久近。

【组成】生山药去皮，一寸 蓖麻仁九粒

【用法】研匀。摊帛上贴之。

——清・李文炳《仙拈集》

阿魏化坚膏

【主治】失荣证。此证生于耳之前后及肩项。其证初起，状如痰核，推之不动，坚硬如石，皮色如常，日渐长大。日久难愈，形气渐衰，肌肉削瘦，愈溃愈硬，色现紫斑，腐烂浸淫，渗流血水，疮口开大，努肉高突，形似翻花瘤证。

【组成】蟾酥丸 金头蜈蚣 炙黄 太乙膏

【用法】用蟾酥丸药末一料，金头蜈蚣五条，炙黄去头足，共研匀；将太乙膏二十四两，重汤炖化，离火入前药末，搅冷为度。每用时以重汤炖化，用红绢摊贴，半月一换。轻者渐消，重者亦可少解，常贴可保不致翻花。

——清・吴谦等《医宗金鉴》

十二、手部

1. 病虾

巴膏

【主治】病虾。此证生于手背，形势如鰕，高埂赤肿疼痛。

【组成】象皮六钱 穿山甲六钱 山栀子八十个 儿茶令研极细末，二钱 人头发一两二钱 血竭令研极细末，一钱 硇砂令研极细末，三钱 黄丹飞 香油 桑、槐、桃、柳、杏枝各五十寸

【用法】上将桑、槐、桃、柳、杏五枝，用香油四斤，将五枝炸枯，捞出；次入象皮、穿山甲、人头发、炸化；再入山栀子炸枯，用绢将药渣滤去，将油复入锅内煎滚，离火少顷。每油一斤，入黄丹六两，搅匀，用慢火熬至滴水中成珠，将锅取起；再入血竭、儿茶、硇砂等末搅融，用凉水一盆，将膏药倾入水内，用手扯药千余遍，换水数次，拔去火气，瓷罐收贮。用时不宜见火，须以银杓盛之，重汤炖化，薄纸摊贴。

——清·吴谦等《医宗金鉴》

2. 蛇头疔/天蛇毒

琥珀膏

【主治】蛇头疔和天蛇，毒脓熟者。此二证俱生于手指顶尖。蛇头疔自筋骨发出，根深毒重，初起小疱，色紫疼痛，坚硬如钉；天蛇毒自肌肉发出，其毒稍轻，初起闷肿无头，色红，痛如火燎。

【组成】定粉一两 血余八钱 轻粉四钱 银朱七钱 花椒十四粒 黄蜡四两 琥珀末，五分 麻油十二两

【用法】将血余、花椒、麻油炸焦，捞去渣，下黄蜡溶化尽，用夏布滤净，倾入磁盆内，预将定粉、银朱、轻粉、琥珀四味，各研极细，共合一处，徐徐下入油内，用柳枝不时搅之，以冷为度。绵胭脂摊贴，红绵纸摊贴亦可。

——清·吴谦等《医宗金鉴》

3. 代指

黄连膏

【主治】代指已经处理三四日后，痛仍不止，指甲背面上微透一点黄白色，此系内脓已成，但无门溃出者。

【组成】黄连三钱 当归尾五钱 生地一两 黄柏三钱 姜黄三钱

【用法】香油十二两，将药炸枯，捞去渣，下黄蜡四两溶化尽，用夏布将油滤净，倾入磁碗内，以柳枝不时搅之，候凝为度。

——清·吴谦等《医宗金鉴》

琥珀膏

【主治】代指或因失治，或饮过敷凉药，致肌肉寒凝，脓毒浸淫好肉，爪甲溃空，必然脱落者。此证生于手指甲身内，初起先肿焮热，疼痛应心。

【组成】定粉一两 血余八钱 轻粉四钱 银朱七钱 花椒十四粒 黄蜡四两 琥珀末,五分 麻油十二两

【用法】将血余、花椒、麻油炸焦，捞去渣，下黄蜡溶化尽，用夏布滤净，倾入磁盆内，预将定粉、银朱、轻粉、琥珀四味，各研极细，共合一处，徐徐下入油内，用柳枝不时搅之，以冷为度。绵胭脂摊贴，红绵纸摊贴亦可。

——清·吴谦等《医宗金鉴》

4. 指关节结核（蛴螂蛀）

陀僧膏

【主治】蛴螂蛀溃久大泄气血，每成疮痨之证。此证多生于体虚人手指骨节，初起不红不热不痛，渐次肿坚，形如蝉肚，屈伸艰难，日久方知木痛。

【组成】南陀僧研末，二十两　赤芍二两　全当归二两　乳香去油，研，五钱　没药去油，研，五钱　赤石脂研，二两　苦参四两　百草霜筛，研，二两　银黝一两　桐油二斤　香油一斤　血竭研，五钱　孩儿茶研，五钱　川大黄半斤

【用法】上药，先将赤芍、当归、苦参、大黄，入油内熯枯，熬至滴水不散，再下陀僧末，用槐、柳枝搅滴至水将欲成珠，将百草霜细细筛入搅匀，再将群药及银黝筛入，搅极匀，倾入水盆内，众手扯千余下，再收入磁盆内，常以水浸之。

——清·吴谦等《医宗金鉴》

5. 手癣（鹅掌风）

三油膏

【主治】鹅掌风。此证生于掌心，初起紫白斑点，叠起白皮，坚硬且厚，干枯燥裂，延及遍手。

【组成】牛油　柏油　香油　银朱各一钱　官粉　麝香研细，各二钱

【用法】将三油共合火化，入黄蜡一两，溶化尽离火；再入朱、麝、官粉等末，搅匀成膏。搽患处，火烘之，以油干滋润为度。

——清·吴谦等《医宗金鉴》

润肌膏

【主治】鹅掌风属无故掌心燥痒起皮，甚则枯裂微痛者，名掌心风。

【组成】香油四两　奶酥油二两　当归五钱　紫草一钱

【用法】将当归、紫草入二油内，浸二日，文火炸焦去渣；加黄蜡五钱溶化尽，用布滤倾碗内，不时用柳枝搅冷成膏。每用少许，日擦二次。

——清·吴谦等《医宗金鉴》

6. 其他手疾

手膏

【组成】桃仁 杏仁各二两，去皮 橘仁一合 赤匏十枚 辛夷仁 川芎 当归各一两 大枣二十枚 牛脑 羊脑 白狗脑各二两，无白狗各狗亦得

【用法】上十一味，捣，先以酒渍脑，又别以酒六升煮赤匏以上药令沸，待冷，乃和诸脑等匀，然后碎辛夷等三味，以绵裹之，枣去皮核，合内酒中，以瓷器贮之，五日以后，先洗手讫，取涂手，甚光润，而忌火炙手。

——唐·王焘《外台秘要》

手膏

【组成】白芷四两 川芎 藁本 葳蕤 冬瓜仁 楝仁各三两 桃仁一升，去皮 枣肉二十枚 猪（左月右臣）四具 冬瓜瓢汁一升 橘肉十枚 瓜蒌子十枚

【用法】上十二味，以水六升，煮取二升，酒三升，挼猪（左月右臣）取汁，桃仁研入，以洗手面。

——唐·王焘《外台秘要》

十三、足部

1. 脚气

冶葛膏

【主治】凡脚气，内须服药攻击，外须膏摩火灸发泄等，并是脚气之要。若有挛急及有不仁之处，不问冬夏常用膏摩之。疗江南风毒，先从手脚上肿痹，及上颈痹，及面，却入腹即杀人，宜用此膏摩之。

【组成】冶葛二两　蛇衔三两　犀角二两，屑　乌头二两　桔梗二两　茵芋二两　防风三两　蜀椒二两　干姜二两　巴豆三十枚，又方云二两，去心皮　升麻二两　细辛二两　雄黄半两　鳖甲一两，炙

【用法】上十四味，细切，以酒四升，渍药一宿，以不中水猪膏五斤，以煎药于微火上，三上三下，令药色变黄，勿令焦黑，膏成绞去滓，乃下之，搅令调和，以摩病上。忌猪肉、冷水、生菜、苋菜、芦笋等。

——唐·王焘《外台秘要》

莽草膏

【主治】冶葛膏有巴豆，摩多损皮肉。

【组成】莽草五两　附子八两，生用，去皮　丹参四两　汉防己三两　川芎四两　椒三两　吴茱萸四两　白芷三两　沉香半两　零陵香半两　鸡舌香半两　犀角二两，屑　当归三两　商陆根四两　青木香半两

【用法】上十五味，切，以酢渍一宿，以好酥三大斤煎，九上九下，布绞去滓，用摩顽痹并肿处好，膏入肉亦无损伤，服诸药不相妨，神效。忌猪肉、冷水。

——唐·王焘《外台秘要》

2. 皲裂

白及膏

【主治】断跟皲。

【组成】川白芷　白及　松脂　头发　桐油

【用法】用头发一大握，桐油一碗，于瓦器内熬，候油沸，头发溶烂，入川白芷、白及、松脂末，出火摊冷，以瓦器收贮，不容灰入。每用百沸汤泡洗皲裂令软，拭干，敷其上即安，或加少水粉。

——金元·危亦林《世医得效方》

黄蜡膏

【主治】冬月手足拆裂。

【组成】五倍子 光粉 清油 黄蜡

【用法】清油半两，盏内慢火煎沸，入黄蜡一块同煎；候熔，入光粉、五倍子末少许，熬令稠，紫色为度。先以热汤洗，火上烘干，即用药敷，薄纸贴之。

——金元·危亦林《世医得效方》

3. 脱疽

陀僧膏

【主治】脱疽倘有黑气未尽者。此证多生足趾之间，手指生者间或有之。初生如粟，黄疱一点，皮色紫暗，犹如煮熟红枣，黑气侵漫，腐烂延开，五趾相传，甚则攻于脚面，痛如汤泼火燃，其臭气虽异香难解。

【组成】南陀僧研末，二十两　赤芍二两　全当归二两　乳香去油，研，五钱　没药去油，研，五钱　赤石脂研，二两　苦参四两　百草霜筛，研，二两　银黝一两　桐油二斤　香油一斤　血竭研，五钱　孩儿茶研，五钱　川大黄半斤

【用法】上药，先将赤芍、当归、苦参、大黄，入油内爝枯，熬至滴水不散，再下陀僧末，用槐、柳枝搅滴至水将欲成珠，将百草霜细细筛入搅匀，再将群药及银黝筛入，搅极匀，倾入水盆内，众手扯千余下，再收入磁盆内，常以水浸之。

——清·吴谦等《医宗金鉴》

生肌玉红膏

【主治】治疗脱疽患上生脓。

【组成】当归二两　白芷五钱　白蜡二两　轻粉四钱　甘草一两二钱　紫草二钱　瓜儿血竭四钱　麻油一斤

【用法】上将当归、白芷、紫草、甘草四味，入油内浸三日，大杓内慢火熬微枯色，细绢滤清；将油复入杓内煎滚，入血竭化尽；次下白蜡，微火亦化。用茶钟四个，预放水中，将膏分作四处，倾入钟内，候片时方下研极细轻粉各投一钱，搅匀，候至一日、夜用之极效。

——清·吴谦等《医宗金鉴》

4. 敦疽

巴膏方

【主治】敦疽将溃。此证多生于足趾，而手指亦间有生者。初起黄粟小疱，痛如汤泼火燃，其色红活，肿无黑晕，溃破有脓，腐无败色。

【组成】象皮六钱　穿山甲六钱　山栀子八十个　儿茶令研极细末，二钱　人头发一两二钱　血竭令研极细末，一钱　硇砂令研极细末，三钱　黄丹飞　香油　桑、槐、桃、柳、杏枝各五十寸

【用法】上将桑、槐、桃、柳、杏五枝，用香油四斤，将五枝炸枯，捞出；次入象皮、穿山甲、人头发、炸化；再入山栀子炸枯，用绢将药渣滤去，将油复入锅内煎滚，离火少顷。每油一斤，入黄丹六两，搅匀，用慢火熬至滴水中成珠，将锅取起；再入血竭、儿茶、硇砂等末搅融，用凉水一盆，将膏药倾入水内，用手扯药千余遍，换水数次，拔去火气，瓷罐收贮。用时不宜见火，须以银杓盛之，重汤炖化，薄纸摊贴。

——清·吴谦等《医宗金鉴》

系

生肌玉红膏

【主治】敦疽溃腐之后，用于生肌敛口。

【组成】当归二两　白芷五钱　白蜡二两　轻粉四钱　甘草一两二钱　紫草二钱　瓜儿血竭四钱　麻油一斤

【用法】上将当归、白芷、紫草、甘草四味，入油内浸三日，大杓内慢火熬微枯色，细绢滤清；将油复入杓内煎滚，入血竭化尽；次下白蜡，微火亦化。用茶钟四个，预放水中，将膏分作四处，倾入钟内，候片时方下研极细轻粉各投一钱，搅匀，候至一日、夜用之极效。

——清·吴谦等《医宗金鉴》

5. 臭田螺

黄连膏

【主治】臭田螺干者，用此膏润之。症见脚丫破烂，其患甚小，其痒搓之不能解，必搓至皮烂，津腥臭水觉疼时，其痒方止，次日仍痒，经年不愈，极其缠绵。

【组成】黄连三钱　当归尾五钱　生地一两　黄柏三钱　姜黄三钱

【用法】香油十二两，将药炸枯，捞去渣；下黄蜡四两溶化尽，用夏布将油滤净，倾入磁碗内，以柳枝不时搅之，候凝为度。

——清·吴谦等《医宗金鉴》

6. 牛程蹇

生肌玉红膏

【主治】此证生于足跟，及足掌皮内，顽硬肿起，高埂色黄，疼痛不能行履。法宜用盆一个，内安新砖，砖上安鸽粪，粪上合罩篱，以脚踏罩篱上；次以滚水从旁冲入，蒸之、浸溃之，冷则易之。或用新砖绕红，韭菜汁泼之，将病足踏于其上烫之。每日米泔水净洗，四围顽皮浮起剪之后，用此膏生肌敛口。

【组成】当归二两　白芷五钱　白蜡二两　轻粉四钱　甘草一两二钱 紫草二钱　瓜儿血竭四钱　麻油一斤

【用法】上将当归、白芷、紫草、甘草四味，入油内浸三日，大杓内慢火熬微枯色，细绢滤清；将油复入杓内煎滚，入血竭化尽；次下白蜡，微火亦化。用茶钟四个，预放水中，将膏分作四处，倾入钟内，候片时方下研极细轻粉各投一钱，搅匀，候至一日、夜用之极效。

——清·吴谦等《医宗金鉴》

7. 土栗

陀僧膏

【主治】土栗属脓少而多水者。此证又名琉璃疽，生在足跟之旁，形如枣栗，亮而色黄，肿若琉璃。

【组成】南陀僧研末，二十两　赤芍二两　全当归二两　乳香去油，研，五钱　没药去油，研，五钱　赤石脂研，二两　苦参四两　百草霜筛，研，二两　银黝一两　桐油二斤　香油一斤　血竭研，五钱　孩儿茶研，五钱　川大黄半斤

【用法】上药，先将赤芍、当归、苦参、大黄，入油内煤枯，熬至滴水不散，再下陀僧末，用槐、柳枝搅滴至水将欲成珠，将百草霜细细筛入搅匀，再将群药及银黝筛入，搅极匀，倾入水盆内，众手扯千余下，再收入磁盆内，常以水浸之。

——清·吴谦等《医宗金鉴》

8. 田螺疱

加味太乙膏

【主治】田螺疱。此证多生足掌，而手掌罕见。初生形如豆粒，黄疱闷胀，硬疼不能着地，连生数疱，皮厚难于自破，传度三五成片湿烂；甚则足跗俱肿，寒热往来。

【组成】肉桂　白芷　当归　玄参　赤芍　生地　大黄　土木鳖各二两　上阿魏二钱　轻粉四钱　槐枝　柳枝各一百段　血余一两　东丹四十两　没药三钱　乳香五钱　麻油五斤

【用法】将药入油熬熟，滤过炼成膏，每油一斤，加丹六两五钱，夏秋再加五钱。

——清·吴谦等《医宗金鉴》

9. 肉刺

加味太乙膏

【主治】肉刺。此证生在脚趾，形如鸡眼，故俗名鸡眼。根陷肉里，顶起硬凸，疼痛步履不得。用此膏润之。

【组成】肉桂　白芷　当归　玄参　赤芍　生地　大黄　土木鳖各二两　上阿魏二钱　轻粉四钱　槐枝　柳枝各一百段　血余一两　东丹四十两　没药三钱　乳香五钱　麻油五斤

【用法】将药入油熬熟，滤过炼成膏，每油一斤，加丹六两五钱，夏秋再加五钱。

——清·吴谦等《医宗金鉴》

松脂膏

【主治】肉刺。

【组成】松脂　白胶香各一两　黄蜡半两

【用法】上于火上熔成膏，冷贴，用物系定。

无食膏

【主治】肉刺。

【组成】无食子三枚　肥皂荚一挺

【用法】上烧令烟尽，细研。以酽醋于砂盆内别磨皂荚如糊，和末傅之，立效。

——明·董宿原《奇效良方》

蟾酥膏

【主治】肉刺。

【组成】蟾酥五片，汤浸湿　腻粉一钱

【用法】上将蟾酥于盆子中，以腻粉同和令匀。先用针拨破头边，然后涂药，密裹之。

——明·董宿原《奇效良方》

鸡子黄连膏

【主治】治火眼暴赤疼痛，热在肤腠，浅而易解者，用此点之，数次可愈。若热由内发，火在阴分者，不宜外用凉药，非惟不能去内热，而且以闭火邪也。

【组成】黄连　鸡子清

【用法】用鸡子一枚，开一小窍，单取其清，盛以瓷碗，外用黄连一钱，研为粗末，掺于鸡子清上，用箸彻底速打数百，使成浮沫，约得半碗许，即其度矣。安放少顷，用箸拨开浮沫，倾出清汁，用点眼眦，勿得紧闭眼胞，挤出其药，必热泪涌出，数次即愈。内加冰片少许尤妙。若鸡子小而清少者，加水二三匙同打亦可。

——明·董宿原《奇效良方》

第六部分　部位

279

玄明春雪膏

【主治】时气热眼。

【组成】玄明粉半两　月石三钱　冰片三分

【用法】上乳无声，磁罐密收，用时点二大眦内。

——明·董宿原《奇效良方》

龙脑黄连膏

【主治】点赤热眼。

【组成】龙脑一钱　黄连去毛净，酒炒，八两

【用法】先锉黄连令碎，以水四碗贮砂锅内，入连煮至一大碗，滤去滓，入薄磁碗内，重汤煮成膏半盏许，以龙脑为引，或用时旋入尤妙。

——明·董宿原《奇效良方》

春雪膏

【主治】点赤眼。

【组成】朴硝　豆腐

【用法】朴硝置豆腐上蒸之，待流下者，瓦器盛点之。

——明·张介宾《景岳全书》

第七部分 其 他

一、伤寒

青膏

【主治】伤寒头痛项强，四肢烦疼。

【组成】当归 川芎 吴茱萸 附子 乌头 莽草 蜀椒各三两 白芷三两

【用法】上八味，切，以醇苦酒渍再宿，以猪脂四升，缓火煎，候白芷色黄，绞去滓，以暖酒服枣核大三没，日三服，取汗，不知稍增，可服可摩。如初得伤寒一日，苦头痛项强，宜摩之佳。忌猪肉。

——唐·王焘《外台秘要》

黄膏

【主治】伤寒敕色，头痛颈强，贼风走风。

【组成】大黄 附子 细辛 干姜 蜀椒去目 桂心各一两 巴豆好者五十枚，去皮

【用法】上七味，各切，以淳苦酒渍药一宿，以腊月猪脂一斤煎之。调适其火，三上三下，药成。伤寒敕色发热，酒服如梧桐子大许。又以摩身数百遍，兼疗贼风绝良。风走肌肤，追风所在摩之已，用有效。忌野猪肉、生葱、生菜、芦笋。

——唐·王焘《外台秘要》

白膏

【主治】伤寒，摩体中，手当千遍，药力方行。并疗恶疮、

小儿头疮、牛领马鞍皆疗之，先以盐汤洗恶疮，布拭之，著膏疮肿上摩，向火千遍，日再，自消。

【组成】天雄　乌头炮　莽草羊　蹢躅各三两

【用法】上四味，各切，以苦酒三升渍一宿，作东向露灶，又作十二聚湿土各一升许成，煎猪脂三斤，著铜器中，加灶上炊，以苇薪为火，令膏释，内所渍药，炊令沸，下著土聚上，沸定倾，上火煎，如此十二过，令土聚尽遍，药成，绞去滓。伤寒头痛，酒服如杏核一枚，温覆取汗。咽痛含如枣核，日三咽之。不可近目。忌猪肉等。

——唐·王焘《外台秘要》

喉膏

【主治】伤寒舌强喉痛。

【组成】蜜一升　甘草四两　猪膏半斤

【用法】上三味，微火煎甘草、猪膏，令数沸，去滓，乃内蜜，温令销，相得如枣大，含化稍稍咽之。忌海藻、菘菜。

——唐·王焘《外台秘要》

乌扇膏

【主治】伤寒热病，喉中痛，闭塞不通。

【组成】生乌扇一斤，切　猪脂一斤

【用法】上二味，合煎乌扇药成，去滓，取如半鸡子，薄绵裹之，内口中，稍稍咽之，取瘥。忌酒、蒜等物。

——唐·王焘《外台秘要》

太傅白膏

【主治】百病伤寒，咽喉不利，头项强痛，腰脊两脚疼，有风痹湿肿，难屈伸，不能行步，若风头眩，鼻塞，有附息肉，生疮，身体隐疹风瘙，鼠漏瘰疬，诸痤恶疮，马鞍牛领肿疮，及久寒结坚在心，腹痛胸痹，烦满，不得眠，饮食咳逆上气，往来寒热，妇人产后余疾，耳目鼻口诸疾，悉主之。

【组成】蜀椒一升 附子三两 升麻切，一升 巴豆川芎各三十铢 杏仁五合 狸骨细辛各一两半 白芷半两 甘草二两 白术六两

一方用当归三两。

【用法】上十二味㕮咀，苦酒淹渍一宿，以猪脂四斤微火煎之，先削附子一枚，以绳系着膏中，候色黄膏成，去滓。伤寒，心腹积聚，诸风肿疾，颈项腰脊强，偏枯不仁，皆摩之，日一；痈肿恶疮，鼠漏瘰疬，炙手摩之；耳聋，取如大豆灌之；目痛炙，紗缥白翳如珠当瞳子，视无所见，取如秫米敷白上，令其人自以手掩之，须臾即愈，便以水洗，视如平复，且勿当风，三十日后乃可行；鼻中痛，取如大豆纳鼻中，并以摩之；龋齿痛，以绵裹如大豆着痛齿上，咋之；中风，面目鼻口㖞僻，以摩之；若晨夜行，辟霜雾，眉睫落，数数以铁浆洗，用膏摩之。

——唐·孙思邈《备急千金要方》

二、虚劳

陆抗膏

【主治】百病劳损，伤风湿，补益神效，男女通服。

【组成】猪脂三升 羊脂二升 牛髓二升，并炼成 白蜜二升 生姜汁三升

【用法】上五味，先煎猪脂等，次下姜汁又煎，次下蜜复煎，候膏成收之。取两匙，温酒服。又一方，加生地黄三升。忌芜荑。

——唐·王焘《外台秘要》

阿魏药煎

【主治】治百病。

【组成】阿魏四分 豆蔻仁七颗, 细研 生姜十二分 人参八分 甘草八分, 炙 鳖甲十二分, 炙 藕汁二升 诃黎勒七枚, 去核 牛膝半斤 白蜜一升 地黄汁二升

【用法】上十一味, 下地黄汁煎, 次下药末, 微火煎, 搅勿住, 搅候如饧, 于不津器盛。每取一匙, 酒和服之。

——唐·王焘《外台秘要》

鹿角胶煎

【主治】五劳七伤, 四肢沉重, 百事不任, 怯怯无力, 昏昏欲睡, 身无润泽, 腰疼顽痹, 脚弱不便, 不能久立, 胸胁胀满, 腹中雷鸣, 春夏手足烦热, 秋冬腰膝冷疼, 心悸健忘, 肾气不理, 五脏风虚, 并悉疗之。

【组成】鹿角胶二斤, 捣碎作四分, 于铛中熬令色黄 紫苏子二升, 以酒一升研, 滤取汁 生地黄一斤, 取汁 生姜一斤, 汁 黄牛酥一升 白蜜三斤

【用法】上六味, 先煎地黄汁、苏子汁、生姜汁等二十余沸, 次下酥蜜, 又煎三五沸, 次以蜜并胶末下之, 搅令相得, 胶消尽, 煎即成矣, 以器盛之。空腹, 以酒调二合服之, 日再。此药补五脏, 益心力, 实骨髓, 生肌肉, 理风补虚, 耳聪目明, 腰脚甚效验。一两剂强健, 人于披览, 十倍胜于常时。忌羊血、芜荑。

——唐·王焘《外台秘要》

蒜煎

【主治】主冷气, 益气力, 温中下气。

【组成】剥了蒜二升 牛乳五升 牛膝一大斤, 末

【用法】上三味，以蒜内牛乳中煎之，候蒜消尽，搅勿住手，下牛膝末，煎成。于器中贮之。食前，以酒和两匙服。忌羊血。

——唐·王焘《外台秘要》

地黄煎

【主治】主妇人丈夫血气劳，骨热，日渐瘦悴方。

【组成】生地黄汁二升　甘草三两，炙，末　豉心一升　葱白切，一升　牛酥半斤　藕汁二升　白蜜一升

【用法】上七味，以小便六升煮葱、豉等，取二升，绞去滓，次下地黄、藕汁，更煎取三五沸，下酥、蜜，搅勿住手，候以稀饧，以器贮之。每服一匙，渐至三匙。成煎桑枝熬煎汤调和服之尤妙，桃仁汤亦良。

——唐·王焘《外台秘要》

单地黄煎

【主治】主补虚除热，散乳石、痈疽、疮疖等热方。

【组成】生地黄

【用法】生地黄随多少取汁，于铜钵中重汤上煮，勿盖釜，令气得泄，煎去半，更以新布滤绞，去粗滓秒，又煎令如饧成矣。此用地黄须肥大味浓者，作煎甘美。东南地黄坚细味薄，作煎咸不美。

——唐·王焘《外台秘要》

石斛地黄煎

【主治】妇人虚羸短气，胸逆满闷，风气。

【组成】石斛四两　生地黄汁八升　桃仁半升　桂心二两　甘草四两　大黄八两　紫菀四两　麦门冬二升　茯苓一斤　淳酒八升

【用法】上十味为末，于铜器中炭火上熬，内鹿角胶一斤，耗得一斗，次内饴三斤，白蜜三升，和调，更于铜器中釜上煎微耗，以生竹搅，无令着，耗令相得药成，先食酒服如弹子一丸，日三。不知，稍加至二丸。一方用人参三两。

——唐·孙思邈《备急千金要方》

地黄羊脂煎

【主治】妇人产后欲令肥白，饮食平调。

【组成】生地黄汁一斗 生姜汁五升 羊脂二斤 白蜜五升

【用法】上四味，先煎地黄，令得五升，次内羊脂，合煎减半，内姜汁，复煎令减，合蜜，着铜器中，煎如饴，取鸡子大一枚，投热酒中，服，日三。

——唐·孙思邈《备急千金要方》

陆抗膏

【主治】虚冷枯瘦，身无精光，虚损，诸不足。

【组成】牛髓 羊脂各二升 白蜜 生姜汁酥各三升（《经心录》用猪脂）

【用法】上五味，先煎酥令熟，次内姜汁，次内蜜，次内羊脂、牛髓，后微火煎之，三上三下，令姜汁水气尽即膏成，搅令凝止，温酒服之，随人能否，不限多少，令人肥健发热也。

——唐·孙思邈《备急千金要方》

代灸膏

【主治】老人衰弱，元气虚冷，脏腑虚滑，腰脚冷痛沉重，饮食减少，手足逆冷，不能忍者，用此灸方，功效不能尽述。

【组成】大附子一个，炮 吴茱萸 桂皮 木香 蛇床子各半两 马蔺花一两，焙

【用法】上为细末，每用药半匙，白面半匙，生姜汁半盏，同煎成膏，摊于纸上，临卧贴脐，以油纸覆其上，棉衣系之，自夜至明乃去，每夜如此贴之，其腰腹如灸百壮，除寒积腰疼，贴腰眼。

——元·萨迁《瑞竹堂经验方》

黑牛髓煎

【主治】肾虚弱，骨伤败，瘦弱无力。

【组成】黑牛髓半斤 生地黄汁半斤 白沙蜜半斤，炼去蜡

【用法】上三味和匀，煎成膏，空心酒调服也。

——元·忽思慧《饮膳正要》

如神宁嗽膏

【主治】论阴虚火动，吐血咯血，咳嗽痰涎，喘急。大敛肺气，止咳化痰定喘之圣药也。

【组成】天门冬去心，八两 杏仁泡，去皮尖，四两 贝母去心，四两 百部四两 款冬花五两 紫菀三两

【用法】上以上俱为细末，长流水煎三次，入饴糖八两，蜜一斤，再熬。又入阿胶四两，白茯苓水飞去筋膜四两，晒干，二味入前汁内，调匀如糊，成膏。每服三五匙。

——明·龚廷贤《寿世保元》

调元百补膏

【主治】论此膏治五劳七伤，诸虚劳极，元气虚损，脾胃虚弱。养血和中，宁嗽化痰，退热定喘，止泻除渴，真王道之剂也。

【组成】当归身酒洗，四两 怀生地黄一斤 怀熟地黄四两 甘枸杞子一斤 白芍一斤，用米粉炒 人参四两 辽五味子一两 麦门冬去心，一

两 地骨皮四两 白术去芦油,四两 白茯苓去皮,十二两 莲肉四两 怀山药五两 贝母去心,三两 甘草三两 琥珀一钱三分 薏苡仁米粉炒,八两

【用法】上锉细末,和足水十斤,微火煎干,再加水十斤,如此四次,滤去渣,取汁,文武火熬之,待减去三分,每斤拣净熟蜜四两,春五两,夏六两,共熬成膏。每服三匙,白汤调下。吐血,加牡丹皮二两。骨蒸,加青蒿汁、童便各二碗,同熬。

——明·龚廷贤《寿世保元》

代灸膏

【主治】男子下焦虚冷,真气衰弱,泄痢腹痛,气短不食,老人元气衰弱虚冷,脏腑虚滑,腰脚冷痛沉重,饮食减少,手足逆冷不能忍者。此灸方其功不能尽述。

【组成】附子一两 吴茱萸 马蔺花 蛇床子各一分 肉桂二钱 木香一钱

【用法】上为细末。每用一匙,以生姜自然汁入少面调药,摊在纸上,贴脐并脐下,觉腹中热为度。一方用大附子一个,马蔺花一两,木香等四味各半两,如腰痛,依前法制,贴腰眼。一方煎成膏,摊于纸上,临睡贴脐,以油纸覆其上,绵衣系之,自夜至明乃去。每夜如此贴之,其腰腹如灸百壮;除寒积腰疼,贴腰眼。

——明·董宿原《奇效良方》

犊髓全阳膏

【主治】凡体气虚弱,感动疾病,赢瘦少食,似无大害,积久可忧,不惯服药者用之。

【组成】小牛犊儿一只,未知草食者,产八日宰,遍捵去毛,开破洗净肚肠,全体不遗,大锅顿煮 黄芪一斤,刮净皮 官桂 良姜 陈皮 甘草已上

各锉 川椒去目，各四两 食盐一两 好酒二斗

【用法】上以药并酒同入锅内，用水添至八分锅，慢火熬肉烂如泥，取骨捶髓尽化，滤去肉、骨、药，但存稠汁，待冷，入瓮内盖覆，掘土深藏，露瓮面，如法遮蔽。凡遇吃饭面食诸物，即取肉汁，任意调和食用，以尽为度。

——明·董宿原《奇效良方》

大补摩腰膏

【主治】五劳七伤，腰膝疼痛，鬓发早白，面色萎黄，水脏久冷，疝气下堕，耳聋目暗，痔瘘肠风，凡百疾病，悉能除疗。兼治女人子宫久冷，头发疏薄，面生黚（黑曾），风劳血气，产后诸疾，赤白带下，并皆治之。

【组成】木香 丁香 沉香 零陵香 附子炮，去皮、脐 干姜炮 官桂去粗皮 吴茱萸 腻粉另研 白矾火煅，另研 麝香另研 舶上硫黄另研，等分

【用法】上将前八味为细末，入后四味同研匀，用炼蜜和丸，如鸡头实大。每用生姜自然汁一合，煎令沸，投水一盏，入药一丸同煎，良久化破，以指研之，就温室中蘸药摩腰上，药尽为度，仍加棉裹肚系之，少顷腰上热如火，久用之则血脉舒畅，容颜悦泽。

——明·董宿原《奇效良方》

两仪膏

【主治】精气大亏，诸药不应，或以克伐太过，耗损真阴。凡虚在阳分而气不化精者，宜参术膏；若虚在阴分而精不化气者，莫妙于此。其有未至大病而素觉阴虚者，用以调元，尤称神妙。

【组成】人参半斤，或四两　大熟地一斤

【用法】上二味，用好甜水或长流水十五碗，浸一宿，以桑柴文武火煎取浓汁。若味有未尽，再用水数碗煎渣取汁，并熬稍浓，乃入瓷罐，重汤熬成膏，入真白蜜四两或半斤收之，每以白汤点服。若劳损咳嗽多痰，加贝母四两亦可。

——明·张景岳《景岳全书》

参术膏

【主治】中气虚弱，诸药不应，或因用药失宜，耗伤元气，虚证蜂起，但用此药补其中气，诸证自愈。

【组成】人参　白术等分

【用法】用水煎膏，化服之。一方用白术一斤，人参四两，切片，以流水十五碗浸一宿，桑柴文武火煎取浓汁，再用重汤熬膏，入真白蜜收之，每以白汤点服。

——明·张景岳《景岳全书》

丹溪琼玉膏

【主治】虚劳干咳嗽，或好酒者久嗽尤效。

【组成】人参十二两　白茯苓十五两　白蜜五斤，熬去沫　琥珀　沉香各五钱　大生地十斤，以银石器杵取自然汁

【用法】上先以地黄汁同蜜熬沸，搅匀，用密绢滤过，将人参等为极细末，和蜜汁入磁、银瓶内，用绵纸十余层加箬封扎瓶口，入砂锅或铜锅，以桑柴火，长流水没瓶煮三昼夜，取出换油蜡纸扎口，悬浸井中半日以出火气，提起仍煮半日，以去水气，然后收藏。每日清晨及午后，取三匙，用温酒一两许调服，或白汤亦可。制须净室，忌鸡、犬、妇人。本方原无琥珀、沉香二味，乃瘤仙加入者，云奇效异常，今并录其方。

金樱膏

【主治】虚劳遗精、白浊最效。

【组成】金樱子经霜后采红熟者，撞去刺，切开去核，捣碎煮之，滤榨净汁用，熬成膏 人参 桑螵蛸新瓦焙燥 山药各二两 杜仲姜汁炒 益智仁各一两 薏仁 山茱萸 芡实 枸杞各四两 青盐三钱

【用法】上㕮咀。用水同熬二次，去渣，熬成膏，将金樱膏对半和匀。空心白汤下三四匙。

——明·张景岳《景岳全书》

玉灵膏（代参膏）

【主治】衰羸、老弱，别无痰火、便滑之病者；产妇临盆服之，尤效。

【组成】好龙眼一两 白洋糖一钱

【用法】自剥好龙眼，盛竹筒式瓷碗内，入白洋糖，素体多火者，再入西洋参片，如糖之数。碗口幂以丝绵一层，日日于饭锅上蒸之，蒸到一百次。每以开水沦服1匙。

——清·王士雄《随息居饮食谱》

加味枇杷膏

【主治】气血两虚，身体羸瘦，四肢酸软，精神倦怠，腰疼脊痛、饮食减少，一切不足弱症。

【组成】枇杷叶五六十斤，干鲜俱可，如不咳嗽不用 大梨两个，要深脐的，去皮心，切碎 蜜半杯，先熬滴水成珠，如大便溏泄不用 大枣八两，或黑圆枣，或徽枣均可。煮熟，趁热去皮 建莲肉四两，不去皮

【用法】先将枇杷叶放锅内，用河水多煎几滚，取汤用绢淋清汁，其熬过之枇杷叶弃之不用。后将梨、枣、莲肉、蜜同放锅

内，铺平，然后将枇杷叶煎的清汁淹满略高些，盖好，煮半枝线香翻转，再煮半枝线香，用瓷罐收好。

——清·费伯雄《食鉴本草》

代参膏

【主治】衰羸老弱，产妇临盘，服之尤妙。能大补气血，力胜参芪。

【组成】龙眼肉　白糖

【用法】龙眼肉三十克，放碗内，加白糖少许，一同蒸至稠膏状。分两次用沸水冲服。

——清·费伯雄《食鉴本草》

羊蜜膏

【主治】虚劳腰痛，咳嗽，肺痿骨蒸。

【组成】熟羊脂五两　熟羊髓五两　白沙蜜五两（炼净）　生姜汁一合　生地黄汁五合

【用法】上五味，先以羊脂煎令沸，次下羊髓又令沸，次下蜜、地黄、生姜汁，不住手搅，微火熬数沸，成膏。每日空心温酒调一匙头。或做羹汤，或作粥食之亦可。

——清·费伯雄《食鉴本草》

藕蜜膏

【主治】虚热所致口渴、大便燥结不下、小便闭痛等。

【组成】藕汁　蜜　生地黄

【用法】用藕汁、蜜各五合，生地黄汁一升，和匀微火熬成膏，每服半匙，渐含化下，不时可用，忌食煎汁。

——清·费伯雄《食鉴本草》

莲肉膏

【主治】久病后脾胃虚弱，水谷不化等。

【组成】莲肉　粳米　茯苓　砂糖

【用法】莲肉、糯米各炒四两，茯苓二两，为末，砂糖调膏，每服五六匙，白滚汤下。

——清·费伯雄《食鉴本草》

龟鹿二仙膏

【主治】瘦弱少气，梦遗泄精，目视不明，精极之证。（五劳之外，又有六极，谓气极、血极、精极、筋极、骨极、肌极也。精生气，气生神。精极则无以生气，故瘦弱少气，气弱则不能生神，故目眊不明。精气不固，水不能制火，故遗泄而精愈耗也。）

【组成】鹿角十斤　龟板五斤　枸杞一斤　人参一斤

【用法】先将鹿角、龟板锯截，刮净水浸，桑火熬成胶，再将人参、枸杞熬膏和入。每晨酒服三钱。

——清·吴仪洛《成方切用》

枇杷膏

【主治】劳伤虚损，吐血咳嗽，发烧，身体瘦弱，四肢酸软，精血疲倦，腰背疼痛，饮食不进，以及一切不足弱症，服之屡效，咳嗽尤应验如神。

【组成】枇杷叶新鲜者更佳，洗净毛，五十六片　大梨深脐者佳，皮心，切片用，二个　白蜜①半钟，先熬，滴水成珠大便干燥者多加，大便溏泄者不用以白糖代之　大枣半斤，或黑枣，微枣亦可　建莲肉不去皮，四两

【用法】先将枇杷叶放铜锅内（砂锅亦可），以河水煎出浓汤，用绸沥清汁，去叶与渣不用，后将梨、枣、莲、蜜和入煎熬，以莲肉融烂为止，用瓷瓶收贮，随意温热食之。轻者二三料

瘥愈，重者四五料除根。贫富可用，不必另服别药，免致误用害事。即无病常服，可保身强神旺。凡虚病服药多，则脾胃受伤，饮食减少，病更加重。如虚弱并不咳嗽者，枇杷叶不用，只用河水同煮。冬月多制，久收不坏，夏月随食随制。

【注释】

①白蜜：多数指结晶后的洋槐花蜂蜜。

——清·鲍相璈《验方新编》

人乳膏

【主治】血虚火旺，消补两难者，服此神效。

【组成】人乳 藕汁 白蜜 酒原汁 童便各等分

【用法】人乳（男用女胎乳，女用男胎乳）、藕汁、白蜜、甜酒原汁，各等分同煎，加童便熬至滴水成珠。每日空心服半盏，病深者多服，全愈若服寒凉药则不效。

——清·鲍相璈《验方新编》

代参膏

【主治】气血两虚。

【组成】黄芪五钱，壮嫩而箭样者用，锉片 白归身五钱，切去头尾，酒洗 玉竹一两 橘红三钱，如无真者，用新会陈皮去净白亦可

【用法】共入砂锅内，用天泉水熬成膏，每早开水调服。此膏大补气血，可代参用。

——清·鲍相璈《验方新编》

涌泉膏（又名海龙膏）

【主治】男妇下元虚损，五劳七伤，咳嗽痰喘气急，左瘫右痪，手足麻木，遍身筋骨疼痛，腰脚软弱，肚腹受寒，男子遗精白浊，妇人赤白带下等症。

【组成】海龙 生附子 零陵香 穿山甲 锁阳 真香麻油 黄丹 真阳起石末 真麝香末 冬虫夏草末 好野高丽参末 真川椒末 母丁香末

【用法】大海龙一对（雄黑雌黄长尺余者佳，无则用海马亦可，终不如海龙之妙），大生附子一个（重一两五钱。窃取芦头，童便、甘草水各浸一日，洗净），零陵香、大穿山甲三钱（要大片），锁阳三钱，各药切碎，用真香麻油一斤四两，将药浸入，春五日，夏三日，秋七日，冬十日，然后木炭火熬至药枯，去净渣，将油再熬至将要滴水成珠时，称准分量，每油一斤加飞净黄丹六两五钱，用火熬至滴水成珠（火不要大，高不要太稠，切记切记），用槐枝不住手搅动，再下真阳起石末、真麝香末各五钱，冬虫夏草末、好野高丽参末、真川椒末、母丁香末各三钱，搅极匀，埋入土内七日去火毒。每用膏三分，摊如钱大贴两足心，十日一换，不可间断。此膏五十岁内外贴之方见功效。若少年无病者贴之，足心作痒起泡，反无益也。帖至半年，步履如飞，下身不甚畏冷，帖至一年，气贯泥宫，虽老年亦能种子，可免杂症，并除风湿，真神方也。

——清·鲍相璈《验方新编》

保元固本膏

【主治】脾肾不足，肠胃功能失调。

【组成】党参一两五钱 白术炒，一两五钱 鹿角一两五钱 当归一两五钱 香附一两五钱 川芎一两 附子炙，一两 独活一两 干姜一两 川椒一两 杜仲一两 鳖甲一两 荜茇一两 草果仁一两 白芍一两 生耆一两五钱

【用法】用麻油三斤，将药炸枯，去滓，再熬至滴水成珠，入飞净黄丹一斤二两，再入肉桂、沉香、丁香各三钱（共

为极细末，候油冷加），搅匀成坨，重四五两，候去火气，三日后方可摊贴。

——《慈禧光绪医方选议》

理脾养胃除湿膏

【主治】脾胃虚弱，饮食不消。

【组成】党参二钱 于术炒，二钱 茯苓三钱 莲肉三钱 薏米炒，三钱 扁豆炒，三钱 藿梗一钱五分 神曲炒，二钱 麦芽炒，三钱 陈皮一钱五分 广砂研，一钱 甘草八分

【用法】上药以水熬透，去滓，再熬浓汁，少加炼蜜①成膏。每服二钱，白开水冲下。

【注释】

①炼蜜：加热蜂蜜至滴入水中成丸而不散。

——《慈禧光绪医方选议》

回生膏

【主治】血虚火旺，消补两难者。

【组成】人乳男用女胎乳，女用男胎乳 藕汁 白蜜① 白酒头浆 童便后入，各等分

【用法】煎膏，滴水不散。每服半盏，空心白汤②调下，病深者多服。

【注释】

①白蜜：多数指结晶后的洋槐花蜂蜜。

②白汤：即白开水。

——清·李文炳《仙拈集》

二仙膏

【主治】治疗虚损。

【组成】牛乳十斤 福圆十斤

【用法】煎膏，酒服。

——清·李文炳《仙拈集》

三、养生

仙方凝灵膏

【组成】茯苓三十六斤 松脂二十四斤 松仁十二斤 柏子仁十二斤

【用法】上四味炼之，捣筛，以白蜜两石四斗内铜器中，微火煎之一日一夜，次第下药，搅令相得，微微火之，七日七夕止。可取丸如小枣，服七丸，日三。若欲绝谷，顿服取饱，即不饥，身轻目明，老者还少，十二年仙矣。

——唐·孙思邈《千金翼方》

黄精膏

【组成】黄精一石，去须毛，洗令净结，打碎 干姜末三两 桂心末一两 酒五合

【用法】黄精一石，去须毛，洗令净结，打碎，蒸令好熟，押得汁，复煎去上游水，得一斗，内干姜末三两，桂心末一两，微火煎之，看色郁郁然欲黄，便去火待冷，盛不津器中，酒五合和服二合，常未食前，日二服。旧皮脱，颜色变光，花色有异，鬓发更改。欲长服者，不须和酒，内生大豆黄，绝谷食之，不饥渴，长生不老。

——唐·孙思邈《备急千金要方》

茯苓膏

【组成】茯苓净去皮 松脂二十四斤 松子仁 柏子仁各十二斤

【用法】上四味皆依法炼之，松柏人不炼，捣筛，白蜜二斗

四斤内铜器中，汤上微火煎一日一夕，次第下药，搅令相得，微火煎七日七夜止，丸如小枣，每服七丸，日三。欲绝谷，顿服取饱，即得轻身，明目不老。

——唐·孙思邈《备急千金要方》

枸杞煎丸

【功用】补虚，益气，乌髭。

【组成】枸杞根、叶、花不以多少，于木臼中捣烂，水煮一伏时，绞取浓汁五升，入酒五升，同熬成膏 肉苁蓉酒浸，切，焙 附子炮裂，去皮、脐 白术各二两 熟地黄焙 何首乌判碎，用大豆蒸透，焙干，去豆 补骨脂炒，各三两

【用法】上为细末，以煎膏和丸，如梧桐子大。每服三十丸，空心用温酒送下。

——明·董宿原《奇效良方》

补精膏

【功效】壮元阳，益真气，助胃润肺。

【组成】牛髓炼去滓 胡桃去皮，炒 杏仁去皮、尖，各四两 山药半斤

【用法】上将胡桃、杏仁、山药共捣成膏，入炼熟蜜一斤，与牛髓和匀入瓷罐内，沸汤煮一日，每日空心服一匙。

——明·董宿原《奇效良方》

枸杞煎

【主治】去万病，通神明，安五脏，延年驻颜。

【组成】枸杞子取汁三升 生地黄取汁三升 麦门冬取汁三升 杏仁去皮、尖，研如膏，一升 人参捣为末，三两 白茯苓去黑皮，研为末，三两

【用法】上为银锅内慢火先熬前四味如稀饧，后入人参、茯苓末，待煎候如膏，以瓷器盛之。每服半匙，空心温酒化服，日二。

琼玉膏

【主治】滋血补气，延年益寿。

【组成】人参三十六两，净，为末　白茯苓二十四两，为末　生地黄十六斤，捣取汁，去渣　蜜六斤

【用法】上汁入银石器内，以油纸包口，外仍以箬包缚紧，重汤内悬胎煮之，文武火不住三昼夜，入井中浸一日，出火毒，又煮一日，出阴毒，取出。每空心或酒或白汤调下。

——明·孙一奎《赤水玄珠》

补真膏

【组成】黄精　山药　怀地黄　熟地黄　天冬　麦冬　莲肉　巨胜子　柏子仁　松子仁　何首乌　人参　茯苓　菟丝子　杜仲各一两　肉从蓉五钱　五味子三钱　黄柏三两，盐、酒、童便各制一半　白术四两　当归三两　甘草　陈皮　砂仁　知母　白芍　川芎　鹿茸　小茴　苍术各五钱

【用法】已上各制净，入银坛中，封口，露水熬出浓汁，绵滤去渣，丹入银坛封固，慢火熬成膏，听用。

——明·孙一奎《赤水玄珠》

保养元气膏

【主治】此膏助元阳，补精髓，通血脉，镇玉池，养龟存精，百战百胜，待妇人经净之时，去膏而泄则可成孕，并治腰膝疼痛，五劳七伤，诸虚百损，半身不遂，膀胱疝气，带浊淫淋，阴痿不举，无不效者。此邵真人进御方也。

【组成】麻油一斤四两　甘草二两，先熬六七滚　生地黄　熟地黄俱酒洗　麦门冬　肉苁蓉酒洗　远志肉　蛇床子酒浸　菟丝子酒浸　牛膝酒洗　鹿茸　川续断　虎骨　紫梢花　木鳖仁　谷精草　大附子　肉桂各五钱

【用法】麻油一斤四两，入甘草二两，先熬六七滚，然后下诸药。

上熬成，以煮过松香四两，飞丹半斤收之，次下细药。

次下龙骨 倭硫黄 赤石脂（各二钱）

又次下乳香 沉香 丁香 木香（各一钱）

又次下阳起石（三钱） 麝香（五分） 蟾酥 鸦片（各一钱）

又次下黄占五两。

上煎成，入井中浸三四日。每用膏七八钱，红绢摊贴脐上，或腰眼间，每帖五六十日再换。

——明·张景岳《景岳全书》

地黄膏

【功效】滋阴降火，养血、清肝、退热。

【组成】鲜地黄以十斤为则，捣汁，和众药汁同煎 当归身一斤 芍药半斤 枸杞半斤 天门冬 麦门冬各六两 川芎 丹皮各二两 连肉四两 知母 地骨皮各三两 人参 甘草各一两

【用法】上将众药用水二斗，煎一斗，去滓净，和生地黄汁同熬成膏服之。

——明·张景岳《景岳全书》

茯苓膏

【功用】补虚弱，治痰火，殊效。

【组成】大白茯苓坚硬者，不拘多少，去黑皮，为细末，用水漂去浮者 白蜜一斤

【用法】大白茯苓，坚硬者，不拘多少，去黑皮，为细末，用水漂去浮者。漂时先令少用水，如和面之状，令药湿，方入水

漂澄。取下沉者，用净布扭去水，晒干。复为细末，再漂再晒，反复三次，复为细末。每末一斤，拌好白蜜一斤，令匀，贮长瓷罐瓶内，箬皮封口，置锅内，桑柴火悬胎煮，尽一日，抵晚连瓶坐埋五谷内。次早倒出，以旧在上者装瓶下，旧在下者装瓶上，再煮，再入五谷内，凡三日夜。次早取出，埋净土定七日，去火毒。每早晚用三四匙，吃嚼少许噙嚼少时，将白汤下。

——明·龚廷贤《寿世保元》

地黄膏

【功用】补肾水益阴，填髓固精，生血乌发。

【组成】真怀庆大生地黄一斤，酒洗令净 麦门冬去心四两 蜜四两

【用法】真怀庆大生地黄一斤，酒洗令净，加麦门冬去心四两，贮砂锅内，入水，熬干一半，倾入瓷盒内，又入水，又熬，凡三次。将汁滤去渣，用文武火慢慢熬至三碗，入蜜四两，又熬成膏，入瓷罐内封固，入土埋，去火毒，取出。每服二三匙，空心白汤点服。

——明·龚廷贤《寿世保元》

枸杞膏

【功用】生精，补元气，益营卫，生血悦颜色，大补诸虚百损，益寿延年。

【组成】甘枸杞子一斤

【用法】放砂锅内，入水煎十余沸，用细绢罗滤过，将渣挤取汁净，如前再入水熬，滤取汁，三次。去渣不用，将汁再滤入砂锅内，再慢火熬成膏，入瓷器内，不可泄气。不论男妇，每早晚用酒调服。

——明·龚廷贤《寿世保元》

琼玉膏

【主治】一论此膏填精补髓，坚骨强筋，万神具足，五脏盈溢，髓实血满，发白变黑，返老还童，行如奔马。日进数服，终日不食亦不饥。开通强记，日诵万言，神识高迈，夜无梦想。人生二七以前，服此一料，可寿三百六十岁，四十五岁以前服者，可寿二百四十岁，五十四岁以前服者，可寿一百一十岁，六十三岁以上服之，可寿至百岁。服之十剂，绝其欲，修阴功，成底限矣。一料分五处，可救五人瘫疾，分十处，可救十人痨瘵。修合之时，沐浴虔心，勿轻示人。

【组成】人参拣好者，去芦，十二两　真怀生地黄十斤，洗净，捣取汁　白茯苓坚白者，去皮及筋膜，二十五两　白砂蜜五斤

【用法】上将参、苓为细末，忌铁器，蜜用生绢滤过，地黄取自然汁去渣，同药一处拌和匀，入瓷器内封固，净纸二十余重密封，入重汤煮，用桑柴火煮六日，如连夜火即三日夜。取出，蜡纸数重包瓶口，入井内，去火毒，一伏时取出。再入旧汤内煮一日，出水气。取三匙，作三盏，祭天地百神，焚香设拜，至诚端心。每晨以二匙温酒调服，不饮酒者白汤化下。忌鸡犬声及妇人、孝子见之。

【释义】臞仙曰：予所制此方，加沉香、琥珀各五钱，其功效异于世传之方。干咳嗽者，有声无痰者也，火乘于肺，喉咙隐隐而痒，故令人咳。病原于脾者有痰，病不由脾，故无痰也。《易》曰：燥万物者，莫熯乎火。相火一熯，则五液皆涸，此干咳嗽之由也。生地黄能滋阴降火，蜜能润燥生津。损其肺者益其气，故用人参。虚则补其母，故用茯苓。又地黄、白蜜皆润，铢两又多，茯苓甘而属土，用之以佐二物。此水位之下，土气乘之

之义，乃立方之道也。

——明·龚廷贤《寿世保元》

法制人参膏

【主治】补元气，生津液，轻身延年。

【组成】人参清河大而坚者，四两　白檀香为末，二钱　白豆蔻为末，钱半　片闹三分，研

【用法】上用甘草膏同煎，为衣。

——明·龚廷贤《寿世保元》

四、护发

1. 头风白屑

蔓荆子膏

【主治】头风白屑痒，发落生发，主头肿旋闷。

【组成】蔓荆子一升　生附子三十枚　羊踯躅花四两　葶苈子四两　零陵香二两　莲子草一握

【用法】上六味，切，以绵裹，用油二升渍七日。每梳头常用之，若发稀及秃处，即以铁精一两，以此膏油于瓷器中研之，其发即生也。

——唐·王焘《外台秘要》

松叶膏

【主治】头风鼻塞，头旋发落，白屑风痒，并主之。

【组成】松叶切一升　天雄去皮　松脂　杏仁去皮　白芷各四两　莽草　甘松香　零陵香　甘菊花各一两　秦艽　独活　辛夷仁　香附子　藿香各二两　乌头去皮　蜀椒　川芎　沉香　青木香　牛膝各三两　踯躅花一两半，并剉

【用法】上二十一味，咬咀，以苦酒三升浸一宿，以生麻油一斗，微火煎三上三下，苦酒气尽膏成，去滓滤，盛贮。以涂发根，日三度摩之。

——唐·王焘《外台秘要》

生发膏

【主治】头风痒白屑。

【组成】乌喙 莽草 石南草 细辛 皂荚 续断 泽兰 白术 辛夷 白芷 防风各二两 柏叶切，二升 松叶切，二升 猪脂四升

【用法】上十四味，以苦酒浸一宿，以脂煎三上三下，膏成去滓，滤收，沐发了，以涂之妙。

——唐·王焘《外台秘要》

松脂膏

【主治】头风，鼻塞头旋，发落复生，长发去白屑。

【组成】松脂 白芷各四两 天雄 莽草 踯躅花各一两 秦艽 独活 乌头 辛夷仁 甘松香 零陵香 香附子 藿香 甘菊花各二两 蜀椒 川芎 沉香 牛膝 青木香各三两 松叶切，一升 杏仁四两，去皮，碎

【用法】上二十一味，切，以苦酒二升渍一宿，用生麻油九升，微火煎，令酒气尽不咤，去滓，以摩顶上，发根下一摩之，每摩时，初夜卧，摩时不用当风，昼日依常检校东西不废，以瘥为度。

——唐·王焘《外台秘要》

白屑膏

【主治】生发及疗头风痒。

【组成】乌喙 莽草 细辛 续断 石南草 辛夷仁 皂荚 泽兰 白术 防风 白芷各二两 柏叶 竹叶切，各一升 猪脂五升 生麻油七升

【用法】上十五味，以苦酒渍一宿，以油脂煎，候白芷色黄膏成，滤掠收，以涂头发。先沐洗，后用之妙。

——唐·王焘《外台秘要》

长发膏

【主治】头风痒白屑，风头。

【组成】蔓荆子 附子炮 细辛 石南草 续断 皂荚 泽兰 防风 杏仁去皮 白芷 零陵香 藿香 马鬐膏 熊脂 猪脂各二两 松叶切，半升 莽草一两

【用法】上十七味，㕮咀，以苦酒渍一宿，明旦以猪膏等煎，微微火三上三下，以白芷色黄膏成，用以涂头中，甚妙。

——唐·王焘《外台秘要》

莲子草膏

【主治】头风白屑，长发令黑。

【组成】莲子草汁，二升 松叶 青桐白皮各四两 枣根白皮三两 防风 川芎 白芷 辛夷仁 藁本 沉香 秦艽 商陆根 犀角屑 青竹皮 细辛 杜若 蔓荆子各二两 零陵香 甘松香 白术 天雄 柏白皮 枫香各一两 生地黄汁，五升 生麻油四升 猪鬃脂一升 马鬐膏一升 熊脂二升 蔓荆子油一升

【用法】上十三味，细切，以莲子草汁并生地黄汁浸药再宿，如无莲子草汁，加地黄汁五小升浸药，于微火上，内油脂等和煎九上九下，以白芷色黄膏成，布绞去滓。欲涂头，先以好泔沐发，后以敷头发，摩至肌。又洗发，取枣根白皮到一升，以水三升煮取一升，去滓，以沐头发，涂膏验。

——唐·王焘《外台秘要》

2. 生发

生发膏

【组成】细辛 防风 续断 川芎 皂荚 柏叶 辛夷仁各一两八铢 寄生二两九铢 泽兰 零陵香各二两十六铢 蔓荆子四两 桑根汁一升 韭根汁三合三勺 竹叶切，六合 松叶切，六合 乌麻油四大升 白芷六两十六铢

【用法】上十七味，以苦酒，韭根汁渍一宿，以绵裹煎，微火三上三下，白芷色黄，去滓滤，以器盛之，用涂摩头发，日三两度。

——唐·王焘《外台秘要》

生发膏

【主治】令发速长黑，敷药时特忌风方。

【组成】乌喙 莽草 续断 皂荚去皮子 泽兰 竹叶 白术各二两 辛夷 防风各一两 柏叶切，四两 杏仁别捣 松叶各三两 猪脂三升

【用法】上十四位，先以米酢渍一宿，以脂煎三下三上膏成，去滓，涂发及顶上。

——唐·王焘《外台秘要》

生发膏

【组成】丁香 甘松香 零陵香 吴藿香 细辛 蜀椒各二两 白芷 泽兰 大麻子 桑白皮 桑寄生 牡荆子 苜蓿 辛夷仁 杏仁 川芎 防风 莽草各一两 胡麻油一升 竹叶 松叶 柏叶各半升 腊猪膏一升 乌鸡肪雁肪各一合

【用法】上二十五味，㕮咀，以醋渍一宿，内油膏中微火煎，三上三下，白芷色黄膏成，去滓，涂头上，发生，日二夜一。

——唐·孙思邈《备急千金要方》

乌喙膏

【主治】头风，生发，令速长而黑光润。

【组成】乌喙 莽草 石南草 续断 皂荚_{去皮子，熬} 泽兰 白术_{各二两} 辛夷仁_{一两} 柏叶_{切，半升} 猪脂_{三升}

【用法】上十味，以苦酒渍一宿，以脂煎，于东向灶釜中，以苇薪煎之，先致三堆土，每三沸即下致一堆土，候沸定却上，至三沸又置土堆上，三毕成膏讫，去滓，置铜器中，数北向屋溜，从西端至第七溜下埋之三十日，药成。小儿当刮头，日三涂；大人数沐，沐已涂之，甚验。

——唐·王焘《外台秘要》

附子松脂膏

【主治】生发。

【组成】附子 松脂_{各二两} 蔓荆子_{四两，捣筛}

【用法】上三味，以乌鸡脂和，瓷器盛，密缚头，于屋北阴干，百日药成，马膏和，以敷头如泽，勿近面，验。

——唐·王焘《外台秘要》

3. 乌发

泽兰膏

【主治】生发黑不白。

【组成】细辛 续断 皂荚 石南草 泽兰 厚朴 乌头 莽草 白术_{各二两} 蜀椒_{二升} 杏仁_{半升，去皮}

【用法】上十一味，切，以酒渍一宿，以炼成猪脂四斤，铜器中向东炊灶中煎，三上三下，膏成，绞去滓。拔白者，以辰日涂药，皆出黑发，十日效。

——唐·王焘《外台秘要》

三青膏

【主治】乌髭发。

【组成】生胡桃皮 生石榴皮 生柿子皮

【用法】上先将生酸石榴剜去内瓤子，拣丁香好者，装满通称分两，然后却将胡桃皮、柿子皮与所装石榴、丁香停分晒干，同为细，末，用生牛奶和匀，盛于锡盒内或瓷器内，密封之，埋于马粪内，十日取出，将白线一条拉紧，点些膏子于线中，待药力行至两头皆黑彻者，是药中也，如不黑，再于马粪内埋数日。

——元·萨迁《瑞竹堂经验方》

4. 脱发

生发膏

【主治】发秃落。

【组成】马鬐膏 驴鬐膏 猪脂 熊脂 狗脂炼成，各半合 升麻 防风 莽苣各二两 蜣螂四枚 莽草 白芷各一两

【用法】上十一味，以脂煎诸药三上三下，膏成，去滓收，以涂之。

——唐·王焘《外台秘要》

生发膏

【主治】发鬓秃落。

【组成】莽草一两 防风 升麻 白芷 莽苣二两 蜣螂四枚 驴鬐膏豹膏一作狗膏 马鬐膏 熊膏一作雄鸡膏 猪膏

【用法】上十一味，诸膏成煎各半升，合煎诸药，沸则下停冷，复上火，三五沸止，绞去滓，敷头，当泽用之。

——唐·孙思邈《备急千金要方》

五、美容

面脂

【主治】主面及皴皻黑𪒮，凡是面上之病悉皆主之。

【组成】丁香十分 零陵香 桃仁去皮 土瓜根 白蔹 白及 栀子花 沉香 防风 当归 辛夷 麝香研 川芎 商陆各三两 白芷 葳蕤 菟丝子 甘松香 藿香各十五分 蜀水花 青木香各二两 茯苓十四分 木兰皮 藁本 白僵蚕各二两半 冬瓜仁四两 鹅脂 羊髓各一升半 羊肾脂一升 猪胰六具 清酒五升 生猪脂肪三大升

【用法】上三十二味切，以上件酒挼猪胰汁，渍药一宿，于脂中以炭火煎，三上三下，白芷黄绵滤，贮器中，以涂面。

——唐·孙思邈《千金翼方》

面脂方

【组成】防风 川芎 白芷 白僵蚕 藁本 葳蕤 茯苓 白敛 细辛 土瓜根 瓜蒌仁 桃仁去皮尖 蜀水花 青木香 当归 辛夷各半两 鹅脂一升 羊脂肾一升 猪脂二升

【用法】上一十九味细切，绵裹，酒二升渍一日一夜，内脂中，急火煎之，三上三下，然后缓火，一夜药成，去滓，以寒水石粉半两内脂中，以柳木篦熟搅，任用之。

又方：

【组成】当归 川芎 细辛各五分 蜀水花 密陀僧 商陆 辛夷 木兰皮 瓜蒌 白僵蚕 藁本 桃花 香附子 杜蘅 鹰屎 零陵香 葳蕤 土瓜根各三分 麝香 丁香各半两 白术二两 白芷七分 白附子 玉屑各一两 鹅脂在合 鹿髓一升 白蜡四两 猪膏二两 羊髓一升

【用法】上二十九味细切，醋浸，密封一宿，明晓以猪膏煎，三上三下，以白芷黄为药成，去滓，搅数万遍，令色白，敷面。慎风日，良。

——唐·孙思邈《千金翼方》

面膏

【组成】杜蘅　牡蛎熬（一云杜苦）　防风　藁本　细辛　白附子　白芷　当归　木兰皮　白术　独活　葳蕤　天雄　茯苓　玉屑各一两　菟丝子　防己　商陆　栀子花　橘皮（一云橘仁）　白蔹　人参各三两　甘松香　青木香　藿香　零陵香　丁香各二两　麝香半两　白犬脂　白鹅脂（无鹅脂，以羊髓代之）　牛髓各一升　羊胰三具

【用法】上三十二味，以水浸膏髓等五日，日别再易水，又五日日别一易水，又十日二日一易水，凡二十日止，以酒一升接羊胰令消尽，去脉，乃细切香，于瓷器中浸之，密封一宿，晓以诸脂等合煎，三上三下，以酒水气尽为候，即以绵布绞去滓，研之千遍，待凝乃止，使白如雪，每夜涂面，昼则洗却，更涂新者，十日以后色等桃花。

——唐·孙思邈《千金翼方》

玉屑面膏

【主治】面无光泽，皮肉皴黑，久用之令人洁白光润。

【组成】玉屑细研　川芎　土瓜根　葳蕤　桃仁　白附子　白芷　冬瓜仁　木兰　辛夷各一两　菟丝子　藁本　青木　香白　僵蚕　当归　黄芪　藿香　细辛各十八铢　麝香　防风各半两　鹰屎白一合　猪胰三具，细切　蜀水花一合　白犬脂　鹅脂　熊脂各一升　商陆一两　猪脂肪一升

【用法】上二十八味，先以水浸猪鹅犬熊脂，数易水，浸令血脉尽乃可用，哎咀诸药，清酒一斗渍一宿，明旦生擘猪鹅等脂，安药中，取铜铛于炭火上微微煎，至暮时乃熟，以绵滤，置

瓷器中，以敷面。仍以练系白芷片，看色黄即膏成。其猪胰取浸药酒，捣取汁，安铛中。玉屑蜀花鹰屎白麝香末之，膏成，安药中，搅令匀。上药先以水浸猪、鹅、犬、熊脂、数易水，浸令血脉尽乃可用；㕮咀诸药，清酒一斗渍一宿，明旦生擘猪、鹅等脂安药中，取铜铛于炭火上，微微煎，至暮时乃熟，以绵滤；仍以练系白芷片，看色黄，即膏成；其猪脰取浸药酒，按取汁，安铛中，玉屑、蜀水花、鹰屎白、麝香末之，膏成，安药中，搅令匀。置瓷器中。

——唐·孙思邈《备急千金要方》

面脂

【主治】主悦泽人面，耐老。

【组成】白芷 冬瓜仁各三两 葳蕤 细辛 防风各一两半 商陆 川芎各三两 当归 藁本 蘼芜 土瓜根去皮 桃仁各一两 木兰皮 辛夷 甘松 香麝 香白 僵蚕白 附子 栀子花 零陵香半两 猪胰三具，切，水渍六日，欲用时以酒按取汁渍药

【用法】上二十一味薄切，绵裹，以猪胰汁渍一宿，平旦以前猪脂六升，微火三上三下，白芷色黄膏成，去滓入麝，收于瓷器中，取涂面。

——唐·孙思邈《备急千金要方》

面膏

【主治】去风寒，令面光悦，却老去皱。

【组成】青木香 白附子 川芎 白蜡 零陵香 香附子 白芷各二两 茯苓 甘松各一两 羊髓一升半，炼

【用法】上十味，㕮咀，以水、酒各半升浸药经宿，煎，三上三下，候水酒尽膏成，去滓，敷面作妆，如有野黯皆落。

——唐·孙思邈《备急千金要方》

艳容膏

【主治】雀斑。

【组成】白芷　甘菊花去梗，各三钱　白果二十个　红枣十五个　珠儿粉五钱　猪胰一个

【用法】上将珠粉研细，余俱捣烂拌匀，外以蜜拌酒酿炖化，入前药蒸过，每晚搽面，清晨洗去。

——清·华岫云《种福堂公选良方》